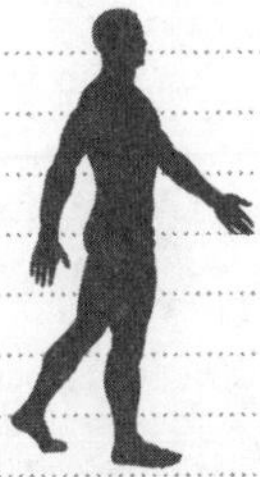

临床用药基础

（供中职、中高职贯通、中本贯通护理学专业使用）

主编
包辉英　董文哲

上海科学技术出版社

图书在版编目(CIP)数据

临床用药基础 / 包辉英,董文哲主编. —上海:上海科学技术出版社,2018.8(2023.1重印)
供中职、中高职贯通、中本贯通护理学专业使用
ISBN 978-7-5478-4122-8

Ⅰ.①临… Ⅱ.①包…②董… Ⅲ.①临床药学—中等专业学校—教材 Ⅳ.①R97

中国版本图书馆CIP数据核字(2018)第162250号

临床用药基础
(供中职、中高职贯通、中本贯通护理学专业使用)
主编 包辉英 董文哲

上海世纪出版(集团)有限公司
上 海 科 学 技 术 出 版 社 出版、发行
(上海市闵行区号景路159弄A座9F-10F)
邮政编码 201101 www.sstp.cn
常熟高专印刷有限公司
开本 787×1092 1/16 印张 10.25
字数:250千字
2018年8月第1版 2023年1月第3次印刷
ISBN 978-7-5478-4122-8/R·1685
定价:50.00元

编委会名单

■ **主　编**

包辉英　董文哲

■ **编　者**（按姓氏汉语拼音排序）

包辉英　上海健康医学院附属卫生学校

董文哲　上海健康医学院

王　仪　上海健康医学院附属卫生学校浦东分校

徐丹萍　上海健康医学院附属卫生学校崇明分校

严祖培　上海健康医学院附属卫生学校金山分校

周　焱　上海健康医学院附属卫生学校

编写说明

> 《临床用药基础》是护理专业的一门必修专业基础课。本着基础为专业及临床服务、注重实用性又具有针对性的思想，我们在教材内容中力求体现“药物—应用—用药护理”这一主线，以“用药护理”为导向，以能力为本位，在保证基本理论、基础知识、基本技能的同时，根据护士的工作特点和执业要求，对教材的内容和结构做了较大的调整。将课程重点从以药理机制为中心向以与临床药物治疗有关的用药护理为中心过渡，为进一步将教学模式从传统的讲授式向任务引领式转化提供教材支撑，为护理教育的改革与创新注入活力。

> 本教材强调临床用药护理相关的基本知识和技能，培养学生掌握执行用药医嘱及做好用药护理的能力，贴近临床用药护理实际。精选典型的用药案例，从临床护理用药入手，培养科学的思维方法，为学生掌握用药护理知识、学好临床护理课程、提高职业能力、顺利通过国家护士执业资格考试奠定基础。

> 本教材供中职、中高职贯通、中本贯通护理学专业学生使用。鉴于编者水平有限，教材中疏漏之处在所难免，恳请广大读者斧正。

《临床用药基础》编委会

2018 年 5 月

目 录

第一部分

临床用药

第一章

药理基本知识

第一节 绪　言

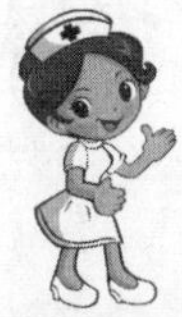

学习目标

- 理解药物、药理学、药效学、药动学的概念。
- 掌握护士在临床用药中的职责。
- 了解临床用药基础课程的学习方法。

一、临床用药基础课程的研究内容和任务

药物(medicine)是指能影响机体生理功能和(或)细胞代谢过程,用于预防、诊断、治疗疾病以及计划生育的化学物质。根据来源可分为天然药物、人工合成药物和基因工程药物。

药理学(pharmacology)是研究药物与机体(包括病原体)间相互作用及其规律的学科。其中,研究药物对机体的作用及作用机制的科学称为药物效应动力学(简称药效学);研究机体对药物的作用及作用规律的科学称为药物代谢动力学(简称药动学)。

临床用药基础是以药理学知识为基础,以人为研究对象,介绍在临床用药过程中,护理人员如何遵照医嘱,使用药物及观察药物使用后的效应及不良反应。

二、护士在临床用药中的职责

护士处在临床工作的第一线,是药物治疗的实施者,也是用药前后的监护者,护理人员在临床药物治疗中占据重要地位。因此,掌握临床药物应用及用药护理的基本理论、基本知识和基本技能,可使药物治疗达到最佳效果,对提高护理质量和医疗质量都具有重要意义。在临床用药中护士应做到以下内容。

1. 用药前

(1) 按照护理程序对患者进行护理评估,了解患者的现状、病史和用药史,尤其要了解患者的

药物过敏反应史。

(2) 了解患者的身体状况,尤其要了解患者是否有药物禁忌证。

(3) 了解患者辅助检查相关的结果,尤其是肝功能、肾功能、心功能、心电图检查、血常规及有无电解质紊乱等。

(4) 检查药物制剂的外观质量、批号、有效期和(或)失效期,确保无伪劣、过期变质药物被使用。

(5) 掌握药物的药理作用、临床应用、不良反应、用法用量、药物相互作用、禁忌证和用药护理措施等。理解医生的用药目的,根据患者的诊断和病情审查医嘱,注意用药是否正确,用法、用量是否恰当。若对医嘱有疑义,应及时与医生沟通。

2. 用药时

(1) 在摆药、配药、发药及用药过程中,必须严格执行"三查""七对""一注意"的原则。

(2) 加强与患者的心理沟通,缓解用药时的焦虑情绪,增强患者战胜疾病的信心。应视情向患者说明和解释用药后可能出现的不适反应,使患者在心理及生理上有所准备。

(3) 要注意观察药物的疗效和不良反应,并做好记录;应主动询问和检查患者用药后有无不适反应,以便能及时发现和处理,避免药源性疾病的发生。

(4) 正确指导患者用药。强调必须严格执行医嘱,不可擅自调整用药方案,使患者能够合理用药、安全用药;不少药物疗效与给药时间密切相关,护士应了解如何科学地安排用药时间;饮食也会影响药物疗效,故用药期间应注意向患者介绍饮食注意事项,指导患者正确配合治疗,以提高疗效,减少不良反应。

3. 用药后

(1) 密切观察患者用药后的病情变化,观察药物的疗效。

(2) 根据药物出现的不良反应,给出护理诊断,采取相应的护理措施。

(3) 做好病区药品的领取、保管、使用等管理工作,要增强责任心,严格按照有关规定执行。

三、临床用药基础的学习方法

1. **密切联系护理专业基础课程知识** 有针对性地复习和联系正常人体学、疾病学等专业基础课程知识,有助于用药护理知识的理解和掌握。

2. **善于运用归纳比较法** 重点掌握各类药物代表药的药理作用、临床应用、不良反应、用药护理以及各类药物的共性,运用归纳比较法找出每个药物的特点加以记忆,并正确选用药物。

3. **认识药物作用的两重性** 全面掌握药物的治疗作用和不良反应,力求做到安全用药、合理用药,避免或减少药物不良反应的发生。

4. **应用推理法使知识记忆事半功倍** 药物种类繁多,死记硬背不可取,其种类、作用、应用和不良反应有相关性,采用推理方法可收到事半功倍的效果。

5. **重视理论和实践的结合** 实践教学不仅可以验证理论,加深对理论知识的理解,而且能够培养学生的临床用药和用药监护的能力,既有利于提高实验操作技能,同时也能够培养观察问题和分析问题的能力,有助于科学精神和创新能力的培养。

第二节　药物效应动力学

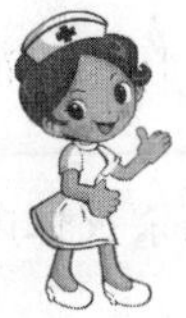

学习目标

> 理解兴奋作用、抑制作用、治疗作用、对因治疗、对症治疗、不良反应、副反应、毒性反应、变态反应、剂量、受体激动药、受体拮抗药、受体部分激动药、药物的选择作用、局部作用、吸收作用、后遗效应、继发反应、量效曲线、半数致死量、半数有效量、效能、效价强度、治疗指数、亲和力、内在活性的概念及意义。

> 了解药物的作用机制。

药物效应动力学(pharmacodynamics)是研究药物对机体作用规律及其机制的科学。

一、药物作用

药物作用是指药物与机体大分子间的初始反应;药理效应是指在药物与机体大分子相互作用引起机体生理、生化功能或形态发生的变化,是药物作用的结果。如肾上腺素对血管的初始作用是激动 α 肾上腺素受体,而药理效应是引起血管收缩、血压升高。药物作用和药理效应常互相通用。

(一) 药物的基本作用

药物的基本作用是指药物对机体原有功能活动的影响,包括兴奋作用和抑制作用。

1. *兴奋作用*　是指药物使原有功能活动增强的作用,如去甲肾上腺素使血压升高、呋塞米使尿量增多。

2. *抑制作用*　是指药物使原有功能活动减弱的作用,如普萘洛尔使心率减慢、地西泮产生催眠作用。

在一定条件下,药物的兴奋和抑制作用可相互转化,如中枢神经兴奋过度时,可出现惊厥,长时间的惊厥又会转为衰竭性抑制,甚至死亡。有些药物的兴奋和抑制作用并不是单一出现的,同一药物作用于不同器官可以产生不同的作用,如肾上腺素对心脏呈现兴奋作用,而对支气管平滑肌则呈现抑制作用。

(二) 药物作用的主要类型

1. *局部作用和吸收作用*　局部作用是指药物被吸收进入血液循环之前,在用药局部所产生的作用,如碘伏的皮肤消毒作用。吸收作用是指药物被吸收进入血液循环后,随血流分布到身体组织、器官所呈现的作用,如阿司匹林的解热镇痛作用。

2. *直接作用和间接作用*　直接作用是指药物与组织或器官直接接触后产生的作用;而间接作用是指由直接作用引发的其他作用。如强心苷能选择性的作用于心肌,使心肌收缩力增强,增加衰竭心脏的心排血量,此作用为强心苷的直接作用;在增强心肌收缩力、增加心排血量的同时,可反射性兴奋迷走神经,使心率减慢,该作用为强心苷的间接作用。

3. *选择作用*　多数药物在一定剂量下,只对机体某些组织或器官产生明显的作用,而对其他组织或器官的作用不明显或无作用,这种作用称为药物的选择作用,这种特性称为药物的选择性。药物的选择作用是临床选择用药的基础,大多数药物都有各自的选择作用,在临床选择用药时,尽可能选用选择性高的药物。药物的选择性是相对的,当剂量增大时,其作用范围也扩大,如尼克刹米在治疗量时可选择性兴奋延髓呼吸中枢，剂量过大时，可广泛兴奋中枢神经系统，甚至引起惊厥。所以，临床用药时，既要考虑药物的选择作用，还应考虑用药剂量。

(三) 药物作用的两重性

药物的作用具有两重性，既可呈现对机体有利的一面，称为治疗作用；又可呈现对机体不利的一面，称为不良反应。

1. *治疗作用* 凡符合用药目的，能产生预防、诊断和治疗疾病效果的作用称为治疗作用。治疗作用可分为：

(1) 对因治疗：是指用药目的在于消除原发致病因子，彻底治愈疾病，如使用抗菌药杀灭体内致病菌。

(2) 对症治疗：是指用药目的在于改善疾病的临床症状。如使用阿托品治疗胃肠绞痛。一般情况下，对因治疗比对症治疗更为重要，应首先选择对因治疗。但是对于一些严重危及生命的症状如高热、休克、惊厥等，应积极采取对症治疗，以防病情恶化，为对因治疗争得时间，降低病死率。有些对症治疗还可延缓病程进展，预防并发症的发生，降低远期病死率，如抗高血压药的降压作用等。祖国医学提倡，急则治标，缓则治本，标本兼治，这些仍为临床用药所遵循的原则。

(3) 补充治疗或替代治疗：是指用药目的在于补充机体缺乏的物质，如铁剂治疗缺铁性贫血。

2. *不良反应* 凡不符合用药目的，对机体不利甚至有害的反应称为不良反应。多数不良反应是药物固有的效应，一般是可以预知的，有的可以避免或减少；但少数较严重的不良反应较难恢复，称为药源性疾病。

(1) 副作用：是指药物在治疗量时与治疗作用同时出现的、与用药目的无关的反应。其特点是：①一般是危害不大、可恢复的功能性变化。②副作用与治疗作用可随用药目的的不同而转变，如阿托品用于麻醉前给药时，其抑制腺体分泌的作用为治疗作用，松弛胃肠道平滑肌引起腹气胀则为副作用；当阿托品用于治疗胃肠绞痛时，松弛胃肠道平滑肌的作用为治疗作用，抑制腺体分泌引起口干则成为副作用。③是药物固有的作用，是可以预知的。

(2) 毒性反应：是指药物用量过大、用药时间过长或机体对药物敏感性过高时产生的对机体有明显损害的反应。用药后立即出现的毒性反应称为急性毒性反应；长期用药，因药物蓄积而缓慢出现的毒性反应称为亚急性或慢性毒性反应。常见的毒性反应有胃肠道反应、中枢神经系统反应、心血管系统反应、血液系统及肝、肾毒性等。致癌、致畸胎、致突变作用合称“三致”反应，属于慢性毒性反应。

(3) 变态反应：是指机体对某些抗原初次应答后，再次接受相同抗原刺激时，发生的一种以机体生理功能紊乱或组织细胞损伤为主的特异性免疫应答，又称超敏反应。变态反应的发生与剂量无关，不易预知，但过敏体质者易发生，结构相似的药物可发生交叉过敏反应。变态反应常表现为皮疹、药热、血管神经性水肿、哮喘等，严重者可发生过敏性休克，如抢救不及时，可致死亡，如青霉素等。对易致过敏反应的药物或过敏体质者，护士用药前要详细询问有无药物过敏史，并按规定做皮肤过敏试验，过敏试验阳性者应禁用。

(4) 继发反应：是指药物治疗所产生的不良后果，又称为治疗矛盾。如长期使用广谱抗生素，可使敏感菌群受到抑制，而一些不敏感菌(如真菌等)乘机生长繁殖，产生新的感染，称为二重感染。

(5) 后遗效应：是指停药后血药浓度已降至最低有效浓度以下时残存的药理效应。如应用巴比妥类镇静催眠药，导致次晨乏力、头晕、困倦等宿醉现象。

(6) 特异质反应：是指少数先天性遗传异常患者，对某些药物产生的特定反应。如先天性葡萄糖-6-磷酸脱氢酶(G-6-PD)缺乏者，服用伯氨喹后引起的溶血反应。

(7) 停药反应：是指长期用药后，突然停药使原有疾病加剧或复发的现象，如长期应用普萘洛尔降压，突然停药后出现的血压升高现象。

(8) 药物依赖性：是指长期用药后，患者对药物产生了主观和客观上需要连续用药的现象。又分为精神依赖性和躯体依赖性：①精神依赖性又称为心理依赖性、习惯性，是指患者对药物产生了精神上的依赖，停药会造成主观上的不适感，渴望再次用药，但无客观指征。易产生精神依赖性的药物被称为“精神药品”，如地西泮等。②躯体依赖性又称为生理依赖性或成瘾性，是指反复用药后，使患者对药物产生适应状态，一旦停药就会出现戒断症状，表现为烦躁不安、流泪、出汗、疼痛、恶心、呕吐、惊厥等，甚至危及生命。易产生生理依赖性的药物被称为“麻醉药品”，如吗啡等。躯体依赖者为求得继续用药，可不择手段，甚至丧失道德人格。对此，我国于 1987 年颁布实施《麻醉药品和精神药品管理条例》，对麻醉药品的保管和使用等均有严格的规定，凡接触“麻醉药品”的医、护、药工作者，均需严格遵守。

二、药物剂量-效应关系

药物的剂量-效应关系是指在一定范围内，药物剂量或血药浓度与效应之间的规律性变化，简称量效关系。

(一) 药物的剂量与效应

剂量，即用药的份量。剂量的大小决定血药浓度的高低，血药浓度又决定药理效应。因此，药物剂量决定药理效应强弱，在一定剂量范围内，剂量越大，效应也随之增强。

根据剂量与效应的关系(图 1-2-1)，可将剂量分为：①无效量：即药物剂量过小，在体内达不到有效浓度，不能产生明显药理效应的剂量。②最小有效量：刚能引起药理效应的剂量，又称为阈剂量。③有效量：即介于最小有效量和极量之间的量，又称治疗量。在治疗量中，大于最小有效量而小于极量、疗效显著而安全的剂量，为临床常用量。④极量：即能引起最大效应而不至于中毒的剂量，又称最大治疗量。极量是国家药典明确规定允许使用的最大剂量，即安全剂量的极限，超过极量有中毒的危险。除非特殊需要时，一般不采用极量。⑤最小中毒量和中毒量：药物引起毒性反应的最小剂量为最小中毒量。介于最小中毒量和最小致死量之间的剂量为中毒量。一般将最小有效量与最小中毒量之间的剂量范围，称为安全范围(治疗作用宽度)，此范围越大该药越安全。⑥最小致死量和致死量：药物引起死亡的最小剂量为最小致死量，用量大于最小致死量即为致死量。

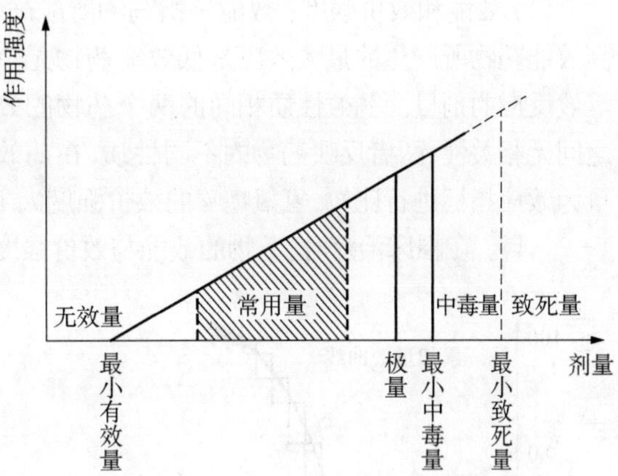

图 1-2-1　药物剂量与效应关系

(二) 量效曲线

以药理效应的强度为纵坐标，以药物剂量或血药浓度为横坐标，绘制的曲线称为量效曲线。根据观察指标的不同，可将量效关系分为两种：

1. *量反应量效曲线*　药理效应的强弱呈连续增减的变化，可用具体的数量或最大效应的百分率表示者，称为量反应，如心率快慢、血压升降等。以药物的剂量或血药浓度为横坐标，以效应强度为纵坐标，可获得直方双曲线；如以对数剂量或对数浓度为横坐标，以效应强度为纵坐标，则曲线

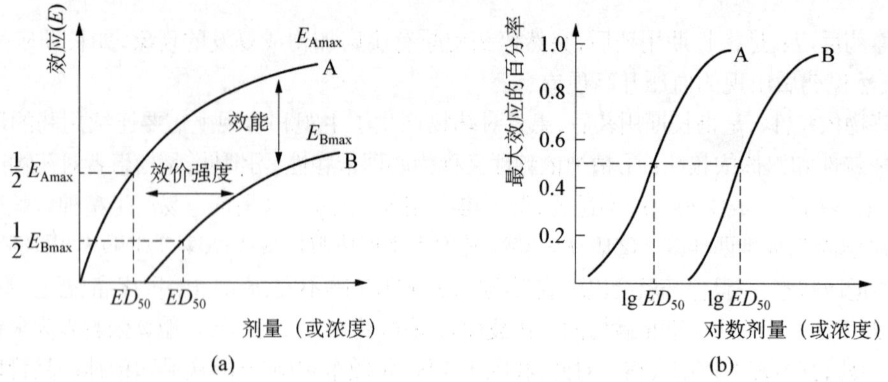

图 1-2-2 量反应量效曲线

呈典型的对称 S 形(图 1-2-2)。

2. *质反应量效曲线* 药理效应是以阴性或阳性(如有效或无效、生存或死亡、惊厥或不惊厥等)表示的量效关系称为质反应型量-效关系。结果以反应的阳性百分率或阴性百分率作为统计量。若以对数剂量为横坐标,阳性率为纵坐标,则曲线为对称的钟形曲线(正态分布曲线);当纵坐标为累加阳性率时,其曲线为对称的"S"形曲线(图 1-2-3)。

3. *量效曲线的意义* 量效曲线在药理学上有重要意义,根据量效曲线可以得出如下几个概念。

(1) 效能和效价强度:效能是指药物所能产生的最大效应。效能反映药物内在活性的大小。高效能药物所产生的最大效应是低效能药物无论多大剂量也无法产生的。效价强度是指能引起等效反应的剂量。药效性质相同的两个药物的效价强度进行比较称为效价比。效价强度与效能之间无相关性,两者反映药物的不同性质,在药效学评价中具有重要意义。如利尿药以每日排钠量为效应指标进行比较,氢氯噻嗪的效价强度大于呋塞米,但呋塞米的效能远远大于氢氯噻嗪(图 1-2-4)。在临床治疗时,药物的效能与效价强度可作为选择药物和确定药物剂量的依据。

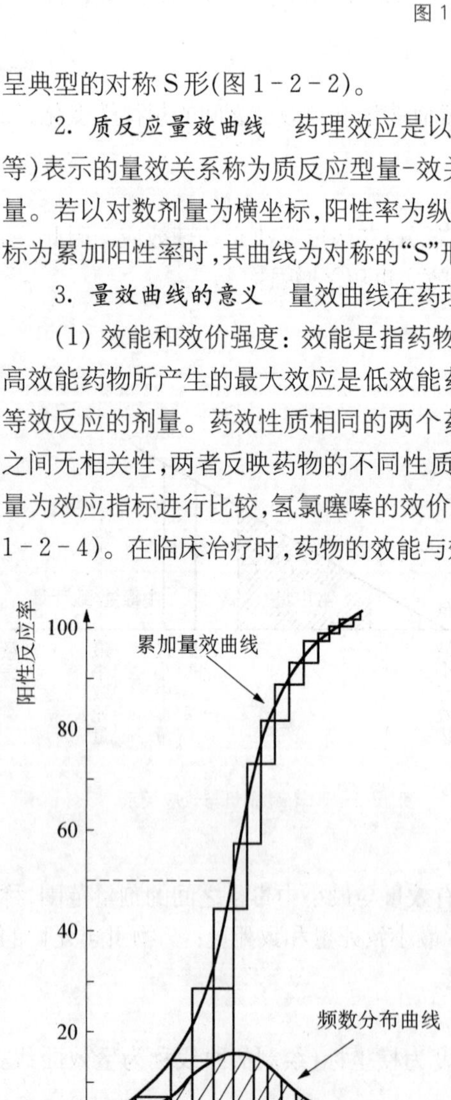

图 1-2-3 质反应量效曲线

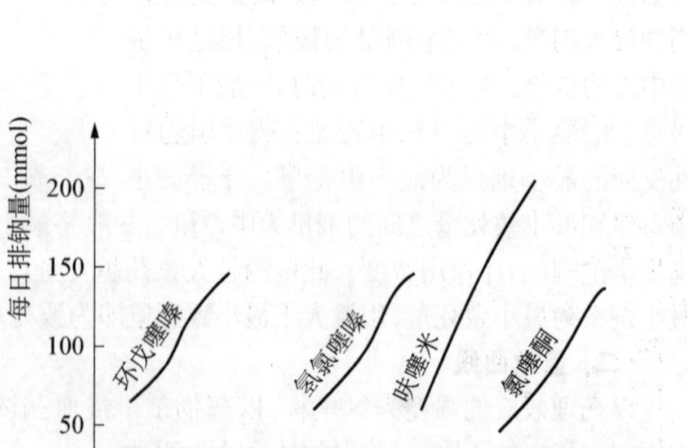

图 1-2-4 几种利尿药的效价强度和效能比较

(2) 半数有效量(median effective dose, ED_{50})：在量反应中，是指能引起 50%最大反应强度的药物剂量；在质反应中，是指引起 50%实验动物出现阳性反应的药物剂量。半数有效量常以效应指标命名，如果效应指标为死亡，则称为半数致死量(median lethal dose, LD_{50})。量效曲线在 50%效应处的斜率最大，故常用 ED_{50} 计算药物的效价强度。

(3) 治疗指数(therapeutic index, TI)：是指药物的 LD_{50} 与 ED_{50} 的比值。治疗指数可用来评价药物的安全性，治疗指数大的药物较治疗指数小的药物安全。有时 TI 不能完全反映药物安全性的大小，为此可适当参考 1%致死量(LD_1)和 99%有效量(ED_{99})的比值或 5%致死量(LD_5)和 95%有效量(ED_{95})之间的距离来衡量药物的安全性。

三、药物的作用机制

药物的种类繁多，化学结构和理化性质各异，因此，其作用机制多种多样。

1. *改变理化性质*　有的药物通过改变细胞周围环境的理化性质而发挥作用。如使用抗酸药治疗消化道溃疡，静注甘露醇消除脑水肿。

2. *影响酶的活性*　有些药物通过增强或抑制体内某些酶的活性而发挥作用，如新斯的明可抑制胆碱酯酶活性而产生拟胆碱作用，奥美拉唑通过抑制胃黏膜 H^+-K^+-ATP 酶而抑制胃酸的分泌。

3. *参与或干扰机体的代谢过程*　有些药物如激素、维生素、铁剂等，其本身就是机体生化过程所必需的物质，应用后可参与机体的代谢过程而防治相应的缺乏症，如应用胰岛素治疗糖尿病。有些药物由于其化学结构与机体的代谢物质相似，可掺入到代谢过程中，但不能产生正常代谢物质的生理效应，从而干扰机体的某些生化代谢过程而产生药理作用，如甲氨蝶呤可干扰叶酸代谢而呈现抗癌作用。

4. *影响递质的释放或激素的分泌*　有的药物通过改变机体生理递质的释放或激素的分泌而发挥作用，如麻黄碱通过促进交感神经释放去甲肾上腺素递质而产生平喘作用；大剂量碘可抑制甲状腺激素的释放，可用于甲亢危象。

5. *影响细胞膜离子通道*　细胞膜具有选择性地转运物质的功能。有的药物能影响细胞膜对 Na^+、K^+、Ca^{2+}、Cl^- 等离子的转运功能而发挥作用。如维拉帕米阻滞心肌细胞膜钙通道，抑制钙内流而产生抗心律失常作用。

6. *影响免疫功能*　有些药物可影响机体免疫功能，如糖皮质激素能抑制机体的免疫功能，可用于器官移植时的排斥反应。

7. *非特异性作用*　有些药物并无特异性作用机制，如消毒防腐药对蛋白质的变性作用，因此只能用于体外杀菌或防腐。

8. *作用于受体*

(1) 受体与配体：受体是细胞的一类特殊蛋白质，能识别、结合特异性配体并产生特定效应。能与受体特异性结合的物质称为配体，如神经递质、激素、自体活性物质和化学结构与之相似的药物等。配体与受体结合形成复合物而引起生物效应。

(2) 药物与受体结合：药物能否与受体结合，可否发生生物效应，取决于药物与受体的亲和力和内在活性。亲和力是指药物与受体结合的能力，内在活性是指药物与受体结合后产生药理效应的能力。药物与受体的结合具有特异性，是可逆的，且具有饱和性和竞争抑制现象。根据药物与受体结合后呈现作用的不同，将与受体结合的药物分为以下三类。

1) 受体激动药：又称受体兴奋药。是指药物与受体有较强的亲和力，并有较强的内在活性，可兴奋受体产生明显效应。如β受体激动药异丙肾上腺素,可激动β受体而呈现兴奋心脏和扩张支气管的作用。

2) 受体拮抗药:又称受体阻断药。是指药物与受体亲和力很强,但没有内在活性,药物与受体结合后,不能引起效应,但能阻碍受体激动药与受体的结合,呈现对抗激动药的作用。如β受体阻断药普萘洛尔,可与肾上腺素竞争与β受体的结合,呈现对抗肾上腺素的作用,使心率减慢、支气管收缩等。

3) 受体部分激动药:是指药物与受体虽具有亲和力,但只有较弱的内在活性,单独应用时能产生较弱的效应,而与激动药合用时,则呈现出较弱的对抗激动药的作用,即减弱激动药的效应,所以受体部分激动药具有激动药和拮抗药的双重特性。如喷他佐辛与吗啡合用时,可减弱吗啡的镇痛作用,单独应用时有较弱的镇痛作用。

第三节

药物代谢动力学

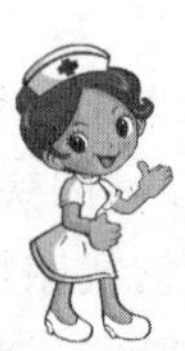

学习目标

- 掌握首过消除、药酶诱导剂、药酶抑制剂、半衰期的概念及在临床用药护理中的意义。
- 熟悉肠肝循环、量效关系、肝药酶的概念及在临床用药护理中的意义;吸收、分布、代谢、排泄的概念及影响因素。
- 了解生物利用度、时量关系和时效关系的概念。

药物代谢动力学(pharmacokinetics)是研究机体对药物的处置过程及血药浓度随时间而变化的规律的科学。机体对药物的处置过程包括机体对药物的吸收、分布、生物转化和排泄等过程,也称为药物的体内过程。

一、药物的跨膜转运

药物的体内过程如吸收、分布、排泄均需通过各种生物膜,这一过程称为药物的跨膜转运。药物在体内的跨膜转运方式主要有:

1. **被动转运** 是指药物由高浓度一侧向低浓度一侧的扩散过程,为不耗能的顺浓度差转运,膜两侧浓度差越大,药物转运的速度越快。被动转运的特点为:①顺浓度差转运。②不需要载体。③不消耗能量。④分子量小的、脂溶性大的、极性小的、非解离型药物易被转运,反之不易被转运。临床应用的多数药物以此种方式转运。

2. **主动转运** 是指药物从浓度低的一侧向浓度高的一侧转运。主动转运的特点有:①逆浓度差转运。②需要载体,且载体对药物具有特异性和选择性。③消耗能量。④存在竞争性抑制现象。⑤具有饱和现象。如青霉素和丙磺舒均由肾小管同一载体转运排泄,两药同时应用时,因丙磺舒占据了大量载体而使青霉素的主动转运被竞争性抑制,使排泄减少,血药浓度维持时间延长,从而增强了青霉素的抗感染效果。

3. **其他转运方式** 除上述转运方式外,体内的药物转运还可通过易化扩散、胞吞、胞饮等方式进行。

二、药物的体内过程

(一) 吸收

吸收是指药物自给药部位进入血液循环的过程。药物吸收的快慢和多少,直接影响药物呈现作用的快慢和强弱。影响药物吸收的因素很多,主要有:

1. *给药途径* 除静脉注射和静脉滴注时药物直接进入血液循环外,其他给药途径均存在吸收过程。药物的吸收速度和程度受给药途径的影响:不同途径给药吸收速度一般情况下由快到慢依次为:吸入>舌下及直肠给药>肌内注射>皮下注射>口服>黏膜给药>皮肤给药。吸收程度以吸入、舌下、直肠、肌内注射、皮下注射较完全,口服次之。少数脂溶性大的药物可通过皮肤吸收。

皮下或肌内注射给药是通过毛细血管壁吸收,快速而完全。口服给药主要经小肠吸收,少数弱酸性药物可在胃中部分吸收,胃肠吸收药物需通过毛细血管经肝门静脉再到体循环。某些经胃肠吸收的药物,经门静脉通过肝脏时被酶代谢灭活,使进入体循环的有效药量减少,药效减弱,这种现象称为首过消除。首过消除高的药物(如硝酸甘油)不宜口服给药,否则将不能达到预期的疗效。舌下和直肠给药可避免首过消除。直肠给药主要适用于少数刺激性强的药物(如水合氯醛)或不能口服药物的患者(如小儿、严重呕吐或昏迷患者)。

2. *药物的理化性质* 药物的分子越小、脂溶性越大或极性越小,越易吸收。不溶于水又不溶于脂类的药物(如活性炭等)不易吸收,口服后只能在肠道中发挥局部作用。

3. *药物的剂型* 药物可制成多种剂型,如溶液剂、糖浆剂、片剂、胶囊剂、颗粒剂、注射剂、气雾剂,栓剂等。剂型不同、给药途径不同,药物吸收速度也不同,如片剂的崩解、胶囊剂的溶解等均可影响口服给药的吸收速度;油剂和混悬剂注射液可在给药局部滞留,使药物吸收缓慢而持久。近年来,生物药剂学为临床提供了许多新的剂型。缓释制剂即是利用无药理活性的基质或包衣阻止药物迅速溶出,以达到非恒速缓慢释放的效果;控释制剂可以控制药物按零级动力学恒速或近恒速释放,以保持恒速吸收,既保证疗效的持久性,又方便使用。

4. *吸收环境* 药物局部吸收面积、血液循环情况、pH、胃排空速度、肠蠕动速度等均可影响药物的吸收。空腹服药吸收快,餐后服药吸收较平稳。

(二) 分布

分布是指药物从血液循环向组织器官转运的过程。药物在体内的分布不均匀。一般来说,药物的分布与药物作用呈相关性,分布浓度高,药物在此部位的作用强,如碘及碘化物在甲状腺的浓度较高,对该部位的作用较强。但有的药物并非如此,如强心苷作用于心脏,却主要分布于骨骼肌和肝脏。影响药物分布的因素主要有以下几个方面:

1. *药物的理化性质* 脂溶性药物或水溶性小分子药物易通过毛细血管壁,由血液分布到组织;水溶性大分子药物或离子型药物难以透出血管壁进入组织,如甘露醇由于分子较大,不易透出血管壁,故静脉滴注后,可提高血浆渗透压,使组织脱水。

2. *体液的 pH* 细胞内液的 pH 为 7.0,血液和细胞间液的 pH 约为 7.4,由于弱酸性药物在细胞外解离多,不易进入细胞内。提高血液 pH,可使弱酸性药物向细胞外转运;降低血液 pH,则向细胞内转运。弱碱性药物与此相反。

3. *药物-血浆蛋白结合* 药物与血浆蛋白结合有以下特点:①结合是可逆的。②暂时失去药理活性。③由于分子体积增大,不易透出血管壁,限制了其转运。④药物之间具有竞争蛋白结合的置换现象,如抗凝血药华法林和解热镇痛药双氯芬酸与血浆蛋白的结合率都比较高,若两药同时应用，血浆中游离型华法林将明显增多，导致抗凝血作用增强或自发性出血。故联合应用几种血浆蛋白结合率较高的药物时，护理人员应警惕因竞争性置换而造成的药效改变甚至中毒的发生。

4. *药物与组织的亲和力* 有些药物对某些组织有特殊的亲和力，因而在该组织的浓度较高，如抗疟药氯喹在肝中浓度比血浆浓度高约700倍，碘主要分布在甲状腺中。

5. *组织与器官血流量* 药物分布的快慢与组织、器官血流量有关。高灌注量的心、肝、肺、肾和脑组织，药物分布速度快，药量多；而低灌注量的肌肉、皮肤、脂肪等组织，药物分布速度慢，药量少。

6. *体内特殊屏障*

(1) 血-脑屏障：是血-脑、血-脑脊液及脑脊液-脑三种屏障的总称，可选择性阻止多种药物由血液进入脑脊液。婴幼儿因该屏障发育不健全，不少药物容易通过该屏障而致中枢神经系统不良反应。当屏障处于病理状态时通透性增加，如脑部炎症时对青霉素的通透性增加，大量肌注可在脑脊液中达到有效治疗浓度。

(2) 胎盘屏障：是胎盘绒毛与子宫血窦间的屏障。仅对脂溶性低、解离型或大分子药物如右旋糖苷等呈现屏障作用，很多脂溶性高的药物仍可通过。故妊娠期用药应谨慎，禁用对胎儿发育有影响的药物。

(3) 血眼屏障：是血-视网膜、血-房水、血-玻璃体屏障的总称。全身给药时，药物在房水、晶状体和玻璃体等组织难以达到有效浓度，采取局部滴眼或眼周边给药如结膜下注射、球后注射及结膜囊给药等，可提高眼内药物浓度，减少全身不良反应。

（三）生物转化

药物的生物转化或药物的代谢是指药物在体内经过某些酶的作用发生的化学结构的改变。大多数药物经生物转化后药理活性减弱或消失，此为灭活；有些药物经生物转化后，其代谢产物仍然具有药理活性；有的药物需要经过生物转化后才能成为有活性的药物，此为活化；有的药物在体内不被代谢而以原形从肾排出。

1. *药物的代谢方式* 体内药物的代谢在酶的催化下进行，有氧化、还原、水解、结合4种方式，可分为两个时相。

(1) Ⅰ相反应：为氧化、还原或水解反应，通过该相反应，大部分药物失去药理活性，少数药物被活化作用增强，甚至形成毒性代谢产物。

(2) Ⅱ相反应：即结合反应，药物及代谢产物在酶的作用下，与内源性物质如葡萄糖醛酸、硫酸等结合成无活性的、极性高的代谢物从肾排泄。

2. *生物转化的酶* 大多数药物的生物转化在肝中进行，部分药物在其他组织进行。体内药物代谢酶主要有两类：一类是特异性酶，其催化特定底物的代谢，如乙酰胆碱酯酶，仅代谢乙酰胆碱。另一类是非特异性酶，主要指肝脏微粒体混合功能酶系统，是促进药物转化的主要酶系统，又称为肝药酶或药酶，其特点为：①选择性低，能对多种药物进行代谢。②变异性较大，常受遗传、年龄、机体状态等因素的影响而产生明显的个体差异。③酶活性易受药物等因素的影响而出现增强或减弱现象。

3. *药酶的诱导与抑制* 某些药物可使肝药酶的活性增强或减弱，因而影响该药本身及其他经肝药酶代谢药物的作用，见表1-3-1。

(1) 药酶诱导剂：凡能增强肝药酶活性或增加肝药酶生成的药物称为肝药酶诱导剂，如巴比妥类、苯妥英钠、利福平等。经肝药酶代谢的药物与药酶诱导剂合用可使代谢加快，药效减弱，因此药物剂量应适当增加。

(2) 药酶抑制剂：凡能减弱肝药酶活性或减少肝药酶生成的药物称为肝药酶抑制剂，如氯霉素、异烟肼等。经肝代谢的药物与药酶抑制剂合用时，代谢减慢，剂量应适当减少。肝功能不全患者、肝功能尚未发育完全的新生儿及早产儿，药物转化功能差，用药应调整剂量。

表 1-3-1　常见的酶诱导剂和酶抑制剂及其相互作用

药物种类	受影响的药物
酶诱导剂	
苯巴比妥	苯巴比妥、苯妥英钠、甲苯磺丁脲、香豆素类、氢化可的松、地高辛、口服避孕药、氯丙嗪、氨茶碱、多西环素
水合氯醛	双香豆素
保泰松	氨基比林、可的松
卡马西平	苯妥英钠
苯妥英钠	可的松、口服避孕药、甲苯磺丁脲
灰黄霉素	华法林
利福平	华法林、口服避孕药、甲苯磺丁脲
乙醇	苯巴比妥、苯妥英钠、甲苯磺丁脲、氨茶碱、华法林
酶抑制剂	
氯霉素	苯妥英钠、甲苯磺丁脲、香豆素类
泼尼松龙	环磷酰胺
甲硝唑	乙醇、华法林
红霉素	氨茶碱
环丙沙星、依诺沙星	氨茶碱
阿司匹林、保泰松	华法林、甲苯磺丁脲
吩噻嗪类	华法林
异烟肼、对氨水杨酸	华法林

(四) 排泄

排泄是指药物及其代谢产物自体内排出体外的过程。肾是主要排泄器官，胆道、肠道、肺、乳腺、唾液腺、汗腺及泪腺等也可排泄某些药物。

1. 肾排泄

(1) 肾排泄药物的方式：药物及其代谢物经肾排泄方式有：①肾小球滤过：大多数游离型药物及其代谢物均易通过肾小球滤过，但与血浆蛋白结合率高的药物不易滤过，排泄较慢。②肾小管分泌：有少数药物在近曲小管经载体主动转运泌入肾小管排泄，药物可分为弱酸性和弱碱性两大类，分别由弱酸性和弱碱性载体转运。

(2) 肾排泄药物的特点：①肾小管重吸收：药物及其代谢物自肾小球滤过到达肾小管后，极性低、脂溶性高、非解离型的药物及其代谢物，可被重吸收到血液，因此排泄延缓。②竞争抑制现象：经同一类载体转运的两个药物同时应用时，两者存在竞争抑制现象。如丙磺舒与青霉素合用时，相互竞争同一载体，丙磺舒可抑制青霉素的主动分泌，使后者血药浓度增高，排泄减慢，作用时间延长，药效增强。

(3) 影响肾排泄的因素：①肾功能：药物经肾排泄受肾功能状态的影响，肾功能不全时，主要经肾排泄的药物排泄减慢，可致药物蓄积中毒，宜相应减少药物的剂量或延长给药间隔时间，对肾排泄较慢的药物如强心苷等尤应注意。②尿液 pH：改变尿液 pH，可使弱酸性或弱碱性药物的排泄加速或延缓。尿液呈酸性时，弱碱性药物在肾小管中大部分解离，因而重吸收减少而排泄增多。反之，当尿液呈碱性时，弱酸性药物重吸收的少则排出的多。临床上可利用改变尿液 pH 的方法加速药物的排泄，以治疗药物中毒，如苯巴比妥中毒时可碱化尿液以促使药物排泄。

2. **胆汁排泄** 有些药物及其代谢物可经胆汁主动排泄。经胆汁排泄的药物胆道内药物浓度较高，可用于治疗胆道疾病，如红霉素、四环素、利福平等治疗胆道感染。肠肝循环是指自胆汁排入十二指肠的药物，在肠中被再吸收的过程。肝肠循环可使药物作用时间延长，当胆道引流或阻断肠肝循环时可加速药物的排泄。如消胆胺可阻断洋地黄毒苷的肝肠循环，可用于后者中毒的解救。

3. **肠道排泄** 经肠道排泄的药物主要是口服后肠道中未吸收的药物、随胆汁排泄到肠道的药物和由肠黏膜分泌到肠道的药物。

4. **其他排泄途径** 因乳汁比血液酸性略强，因此，脂溶性强或弱碱性药物易由乳汁排泄而影响乳儿，如吗啡、氯霉素等，故哺乳期妇女用药应予注意。某些药物也可经唾液腺排出，且排出量与血药浓度有相关性，由于唾液标本易于采集，且无创伤性，临床上常用其代替血标本进行血药浓度监测。某些药物(如利福平等)可由汗液排泄。肺是挥发性药物的主要排泄途径，如检测呼气中的乙醇含量，以判定是否酒后驾车等。

三、药物代谢动力学的一些基本概念和参数

(一) 时量关系与时效关系

药物的体内过程是一个连续变化的动态过程，随时间的变化，体内的药量或血药浓度及药物的作用强度也会随之变化(图 1-3-1)。

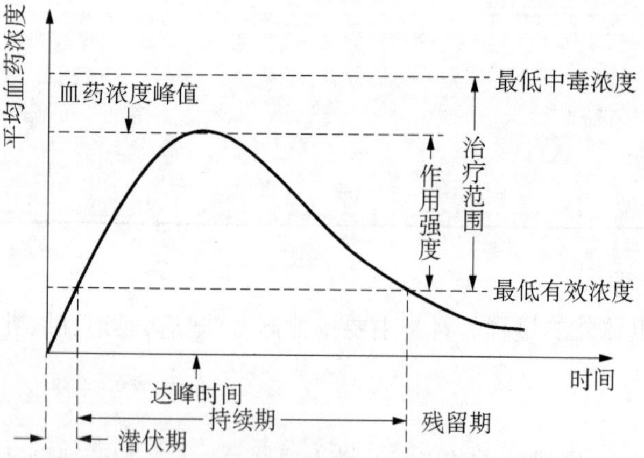

图 1-3-1 非静脉给药的时量(效)关系曲线

时量关系是指时间与体内药量或血药浓度的关系，也就是随时间的变化体内药量或血药浓度变化的动态过程，以时间为横坐标，体内的药量或血药浓度为纵坐标，得到的曲线为时量关系曲线。时效关系是指时间与作用强度的关系，即药物的作用强度随时间变化的动态变化过程，以时间为横坐标，药物的作用强度为纵坐标，得到的曲线为时效关系曲线。

时量(效)关系曲线可分为以下三期。

1. **潜伏期** 是指从用药后到开始出现治疗作用的时间。此期主要反映药物的吸收和分布过程。静脉注射一般无此期。

2. **持续期** 是指药物维持有效浓度的时间。此期与药物的吸收和消除速度有关。血药峰值浓度是指给药后达到的最高浓度，与药物剂量有关。达峰时间是指用药后达到最高血药浓度的时间，此时药物的吸收速度与消除速度相等。

3. **残留期** 是指药物浓度已降至最低有效浓度以下，虽无疗效，但尚未从体内完全消除的时间。

为了更好地发挥药物的疗效，防止蓄积性中毒，应测定患者的血药浓度，以便确定合理的剂量和给药间隔时间。

（二）药物消除与蓄积

1. **药物的消除**　是指药物经吸收、分布、生物转化和排泄等过程，药理活性不断衰减的过程。药物的消除方式有：

(1) 恒比消除：又称一级动力学消除，是指单位时间内药物按恒定的比例进行消除，即血药浓度高，单位时间内消除的药量多。当药物浓度降低后，药物消除也按比例下降。当机体消除功能正常，用药量又未超过机体的最大消除能力时，大多数药物的消除属这一类型。

(2) 恒量消除：又称零级动力学消除，是指单位时间内药物按恒定数量进行消除。药物消除速率与血药浓度高低无关。当机体消除功能下降或药量超过最大消除能力时，机体只能以恒定的最大速度消除药物，待血药浓度下降到较低浓度时则按恒比消除。

2. **药物的蓄积**　是指反复多次用药，药物进入体内的速度大于消除的速度，血药浓度不断升高的现象。临床用药时应有计划地使药物在体内适当蓄积，以达到和维持有效的血药浓度，如强心苷的给药方法即属于此。但当药物蓄积过多，则会引起蓄积中毒。故使用药物时应注意药物剂量、给药速度、给药间隔时间、疗程长短及肝肾功能等。

（三）药动学的基本参数及临床意义

1. **半衰期**(half-life time，$t_{1/2}$)　一般是指血浆半衰期，即血浆药物浓度下降一半所需要的时间。对于符合恒比消除的药物来说，其半衰期是恒定的，不随血药浓度的高低和给药途径的变化而改变。但肝、肾功能不全时，药物的半衰期可能延长，患者易发生蓄积中毒，用药时应予注意。

在临床用药中，半衰期具有重要意义：①药物分类的依据。根据药物的半衰期将药物分为短效类、中效类和长效类。②反映药物消除的速度，可作为拟定给药间隔时间长短的参考值。半衰期长，给药间隔时间长；反之，给药间隔时间则短。③可预测药物自体内基本消除的时间。停药4～5个半衰期，即可认为药物基本消除(表1-3-2)。④可预测药物达到稳态血药浓度的时间。

表1-3-2　恒比消除药物的消除和蓄积

半衰期数	一次给药		连续恒速恒量给药后体内蓄积药量(%)
	消除药量(%)	体存药量(%)	
1	50	50	50
2	75	25	75
3	87.5	12.5	87.5
4	93.8	6.2	93.8
5	96.9	3.1	96.9
6	98.4	1.6	98.4
7	99.2	0.8	99.2

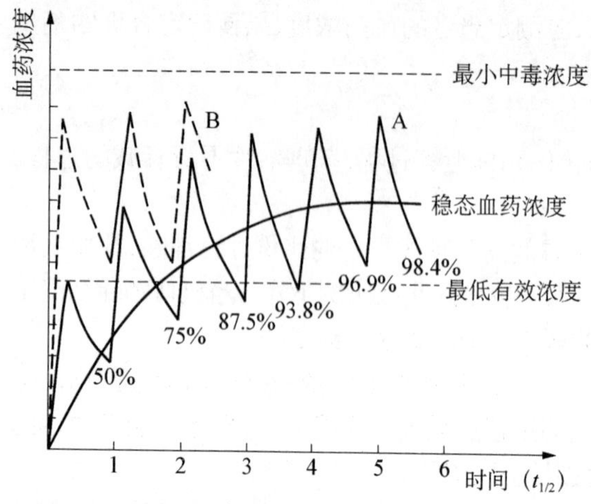

图 1-3-2 按半衰期给药的血药浓度变化示意图

A：剂量 D，间隔 $t_{1/2}$；B：首次剂量 2D，间隔 $t_{1/2}$

2. **稳态血药浓度**(steady state concentration, C_{ss}) 以半衰期为给药间隔时间，连续恒量给药后，体内药量逐渐累积，给药 4～5 次后，血药浓度基本达稳态水平，此称为稳态血药浓度或坪值。达坪值时药物吸收量和消除量基本相等(图 1-3-2)，药物在体内不再蓄积。稳态浓度的高低取决于每次给药的剂量。如病情需要血药浓度立即达坪值时，可采取首次剂量加倍的方法，此种给药方法在一个半衰期内即能达坪值，首次剂量称为负荷剂量。

3. **生物利用度** 是指血管外给药时，药物制剂实际吸收进入血液循环的药量占所给总药量的百分率，用 F 表示：

$$F = A/D \times 100\%$$

A 为进入血液循环的药量；D 为实际给药总量。生物利用度是评价药物制剂质量和药物生物等效的重要指标，也是选择给药途径的重要依据。影响生物利用度的因素包括人体的生物因素和药物的制剂因素。护理人员临床用药时，不应随意更换药物剂型，并应采用同一药厂同一批号的药品，以保持所用药物生物利用度的一致性。

4. **表观分布容积** 表观分布容积(apparent volume of distribution, V_d)是指药物在吸收达到平衡或稳态时应占有的体液容积，这是理论上或计算所得的数值，并非药物在体内真正占有的体液容积。计算公式为：

$$表观分布容积(V_d) = \frac{体内总药量(A)(mg)}{血浆药浓度(C)(mg/L)}$$

V_d 的单位是 L 或 L/kg。从 V_d 的数值可了解药物在体内的分布情况。如 $V_d = 5$ L 左右时，相当于血浆的容量，表示药物主要分布于血浆；如 $V_d = 10 \sim 20$ L，相当于细胞外液的容量，表示药物分布于细胞外液；如 $V_d = 40$ L，相当于细胞内、外液容量，表示药物分布于全身体液；如 $V_d = 100 \sim 200$ L，则表示药物可能在特定组织器官中蓄积，即体内有“贮库”，如对肌肉或脂肪组织有较高亲和力的药物。根据 V_d 还可推算体内药物总量或者要求达到某血药浓度所需药物剂量，以及排泄速度。V_d 小的药物排泄快，V_d 越大，药物排泄越慢。

5. **清除率**(clearance, CL) 清除率是指单位时间内多少容积血浆中的药物被清除，通常指总清除率。CL 与消除速率常数及表观分布容积成正比，公式：$CL = k \cdot V_d$。

多数药物是通过肝生物转化和肾排泄从体内清除的，因此，CL 主要反映肝、肾的功能，不受血药浓度的影响。肝、肾功能不全的患者，应适当调整剂量或延长给药间隔时间，以免过量蓄积中毒。

第四节

影响药物作用的因素

> 掌握生理、心理和病理因素对药物作用的影响。
> 熟悉配伍禁忌、协同作用、拮抗作用、高敏性、耐受性的概念及临床意义。
> 能针对药物和患者的实际情况，为患者正确合理地使用药物提供指导。

药物的作用可受到多种因素的影响，使其有一定的甚至明显的差异，除前述的影响因素外，还与以下几个方面有关。

一、机体方面的因素

1. **年龄**　机体的某些生理功能如肝肾功能、体液与体重的比例、血浆蛋白结合量等可因年龄而异，年龄对药物作用的影响在小儿和老年人方面体现得尤为突出。一般所说的剂量是指18～60岁成年人的药物平均剂量。

老年人由于各器官功能逐渐减退，特别是肝、肾功能逐渐减退，对药物的代谢和排泄能力降低，对药物的耐受性较差，用药剂量一般约为成人的3/4。在敏感性方面，老年人与成年人也有所不同。老年人对中枢神经抑制药、心血管系统药、非甾体抗炎药等药物的反应很强烈，易产生严重不良反应，应当慎用。

小儿正处在生长发育期，特别是婴幼儿的各器官功能尚未发育完全，对药物的代谢、排泄功能差，而敏感度高。新生儿尤其是早产儿的肝功能尚未发育成熟，葡萄糖醛酸转移酶结合能力低下，应用氯霉素时易致灰婴综合征。婴幼儿肾功能发育不完善，对某些药物如氨基糖苷类排泄缓慢，易致蓄积中毒，甚至耳聋。两岁以下幼儿血-脑脊液屏障发育尚未完善，对中枢神经抑制药特别敏感，如应用吗啡时较成年人更易引起呼吸抑制。小儿体液量与体重之比大于成人，水盐代谢率也较成人快，因此，小儿对影响水盐代谢和酸碱平衡的药物特别敏感，如使用解热镇痛药易致脱水，而利尿药易致水盐代谢紊乱。因此，小儿用药量应减少，通常按成人剂量依体重或体表面积折算用量。

2. **性别**　尽管性别对药物敏感性的影响并不显著，但女性一般体重轻于男性，又具有月经、妊娠、哺乳等生理特点，用药时也应注意。如妇女在妊娠和月经期，对作用强烈的泻药、利尿药或抗凝血药敏感，易引起早产、流产、月经过多等。妊娠和哺乳期妇女用药，可能会对胎儿和乳儿产生不良影响，严重时可致畸胎或使乳儿中毒。有些药物给临产妇应用，可能由于其半衰期长，而对新生儿产生影响，故临产妇应慎用或少用药物。

3. **病理因素**　病理状态可改变机体对药物的敏感性，影响药物效应。如阿司匹林可使发热患者的体温下降，而对正常体温无影响；胰岛功能完全丧失的患者，应用磺酰脲类药物无降血糖作用；患者在中枢神经系统抑制的病理状态下，能耐受较大剂量的中枢兴奋药而不惊厥。

病理因素也能引起药动学的改变。如肝、肾功能不全时，药物的清除率降低，药物的半衰期延长，血药浓度增高，效应增强以及产生严重的不良反应；一些慢性病引起的低蛋白血症，会使奎尼丁、地高辛、苯妥英钠等药物的游离型药物增多，作用增强甚至引起毒副反应。此外，一些药物可诱发或加重疾病，如糖皮质激素可诱发或加重溃疡病和糖尿病等。因此，在病理状态下进行用药护理时，应予以高度重视并密切观察。

4. **心理因素** 药物的效应在一定程度上受患者的情绪、患者对药物的信赖程度和医护人员的言语、表情、态度、暗示及工作经验等因素影响。研究表明，安慰剂对于头痛、高血压、神经官能症等能获得30%～50%甚至更高比率的疗效，显然这种疗效是心理因素起作用的结果。因此，护理人员在用药护理工作中，要注意分析患者的用药心态，并用自己良好的语言、态度和行为去开展心理护理工作。

患者对药物治疗信心不足，惧怕用药后产生的严重不良反应等，均会影响患者情绪，甚至导致患者丧失治疗的信心。这就要求护理人员运用自己掌握的药物知识，耐心细致地向患者及家属宣教所用药物的治疗效果、不良反应及其防治措施，尤其是一些有特殊反应的药物，应讲清其利弊，解除患者的心理顾虑，正确对待用药反应，提高患者用药的依从性，使患者乐观地接受药物治疗。

5. **遗传因素** 遗传因素可影响药物的药动学和药效学，使药物作用表现因人而异。如不同人群根据体内肝乙酰化转移酶的差异，可分快乙酰化型和慢乙酰化型，在应用异烟肼时，不同人群代谢速率会出现明显差异，为获得相同疗效，须调整用药剂量。药效学影响是由受体部位异常、组织细胞代谢障碍等因素引起，如华法林耐受者，由于肝内维生素K环氧化还原酶的受体与华法林亲和力降低，使临床用药药效下降。

有些患者首次用药，就对药物反应非常敏感，低于治疗量的用量即可出现显著的疗效甚至毒性反应，称为高敏性；反之，有些个体对药物的敏感性低，需使用高于常用量的较大剂量才能出现药物效应，称为耐受性。这种因个体而异的药物效应属于个体差异。

6. **饮食** 饮食和药物之间存在着相互作用，表现为吸收和消除的改变、药物与饮食的配伍禁忌等。因此，护理人员有责任向患者及其家属讲明用药期间饮食方面的注意事项，指导患者选择合适饮食，以提高疗效，避免不良后果。

(1) 饮食对药物吸收的影响：如酸性食物可增加铁的溶解度，使 Fe^{3+} 还原为 Fe^{2+}，促进其吸收；高脂饮食可促进脂溶性维生素A、维生素D、维生素E的吸收，增加药效。而含钙、磷较多的食物、茶等却影响铁的吸收；婴幼儿补充钙剂时不宜同食含有大量草酸的菠菜等食品，以免形成不宜溶解的草酸钙而影响钙剂的吸收。

(2) 饮食对尿液pH的影响：尿液pH常受饮食的影响。鱼、肉、蛋等荤性食物属酸性食品，而菠菜、豆类、水果、牛奶等属碱性食品。通常，四环素、氨苄西林等在酸性尿液中抗菌能力强，而金黄色葡萄球菌、铜绿假单胞菌在酸性尿液中生长受到抑制，用上述药时宜多食酸性食品。红霉素、氯霉素、头孢菌素类、氨基糖苷类、磺胺类等在碱性尿液中抗菌力强，用药时宜多食碱性食品。

(3) 饮食与药物的相互作用：乳酶生不宜用热水冲服，以免杀灭乳酸杆菌而降低药效。服用泻药、解热药和磺胺类等药物后应多饮水，以补充机体丢失的水分或减轻药物对肾的毒性。含蛋白的药物制剂忌与茶同服，防止鞣酸和蛋白质发生作用失去药效。服用降压药、排钠利尿药时应限制高钠饮食。应用中枢神经抑制药期间禁饮酒，因酒精可增强药物对中枢的抑制作用。

二、药物方面的因素

1. **药物的化学结构** 一般来说，化学结构相似的药物其作用相似，如苯二氮䓬类药物均具有镇静催眠抗焦虑作用。但有些药物化学结构相似但其作用相反，如维生素K与华法林化学结构相似，其分别具有促凝血和抗凝血作用。

2. **药物的剂型** 一种药物的剂型不同，其生物利用度往往不同，使血药浓度出现较大差异，影响药物的疗效。一般而言，注射剂比口服剂型吸收的快；口服给药时，溶液剂吸收最快，散剂次之，片剂和胶囊剂较慢。吸收快的剂型，血药浓度达峰较快，故起效快；吸收慢的剂型，因其潜伏期长，故起效慢，维持时间长。

3. **给药途径** 给药途径也可影响药物的吸收、药物起效快慢和维持时间的长短。有的药物给药途径不同，其药物作用性质也可不同，如硫酸镁口服可产生导泻和利胆作用，肌内注射呈现降压和抗惊厥作用；利多卡因局部给药可产生局部麻醉作用，而其静脉注射给药则可产生抗心律失常作用。

4. **给药时间和次数** 给药的时间不同有时也可影响药物疗效，临床用药时，给药时间需根据具体药物特点、病情需要以及人体周期规律而定。如催眠药应在睡前服；助消化药需在饭前或饭时服用；驱肠虫药宜空腹或半空腹服用；有的药物如利福平等，因食物影响其吸收也特别注明空腹服用；对胃肠道有刺激性的药物宜饭后服；胰岛素在餐前给药更能发挥药物的疗效。

人体的生理功能活动表现为昼夜节律性变化，机体在昼夜 24 小时内的不同时间，对某些药物的敏感性不同。按照生物周期节律性变化，设计临床给药方案以顺应人体生物节律变化，能更好地发挥药物疗效，减少不良反应，如肾上腺糖皮质激素的分泌高峰在上午 8 时左右，然后逐渐降低，零时达低谷，临床需长期应用糖皮质激素类药物治疗时，可依据此节律在上午 8 时一次顿服，既能达到治疗效果，又可减轻对肾上腺皮质的负反馈抑制作用。

给药次数决定给药时间间隔的长短，对于维持稳定有效的血药浓度特别重要。尤其是化学治疗中抗生素和抗肿瘤药，血药浓度若经常波动在有效和无效之间，常可影响疗效发挥，甚至导致病原体或肿瘤细胞产生耐药性。一般给药次数应根据病情需要以及血浆半衰期而定。但有些药物例外，如青霉素半衰期仅 3 秒，但由于抗菌后效应长，可采用一日 2 次给药，减少了给药次数。

5. **联合用药及药物的相互作用** 两种或多种药物合用或先后序贯应用称为联合用药或配伍用药。联合用药的目的是为了提高疗效、减少不良反应或防止耐受性、耐药性的发生。但不合理的多药联用也常导致药物间不良的相互作用而降低疗效、加重不良反应甚至产生药源性疾病。因此，在多药联用时，应注意可能发生的药物不良相互作用。

两种或多种药物合用或先后序贯使用，而引起药物作用和效应的变化称为药物的相互作用。药物的相互作用可使药效加强，也可使药效降低或不良反应加重。因此，在用药护理中要加以注意。

(1) 配伍禁忌：药物在体外配伍时发生物理、化学变化而使疗效降低，甚至产生毒性作用，此为配伍禁忌。注射剂在混合使用或大量稀释时易产生化学或物理改变。因此，静脉滴注时应特别注意配伍禁忌，避免发生严重后果。

(2) 药效学方面的相互作用：联合用药时，表现为药物效应增强称为协同作用，表现为药物效应减弱称为拮抗作用。如吗啡与阿托品合用治疗胆绞痛，前者具有镇痛作用，后者可解除胆道痉挛，两药合用可使疗效增强，为协同作用。而沙丁胺醇的扩张支气管作用可被普萘洛尔所拮抗，若两药合用，可使前者的作用减弱。非甾体抗炎药与华法林合用，会增加出血的可能。

(3) 药动学方面的相互作用：联合用药时，一种药物影响到另一种药物的吸收、分布、生物转化和排泄，而使另一种药物的作用或效应发生变化。如青霉素与丙磺舒合用，后者可使前者排泄减慢而使前者作用增强。苯巴比妥能诱导肝药酶，当其与保泰松合用时，可使保泰松代谢加快，药效降低。

第五节

药物的一般知识

> 了解药品的名称及分类。
> 了解护理用药注意事项，能够进行用药宣教。
> 能够正确识别药物标识，学会判断药物的有效期。
> 能够正确进行常用制剂与外观质量检查，能够对药品正确贮存与管理。

一、药物名称及分类

1. **通用名** 是指中国药品通用名称，由药典委员会按照《药品通用名称命名原则》组织制定并报卫生部备案的药品的法定名称，是同一种成分或相同配方组成的药品在中国境内的通用名称，具有强制性和约束性。因此，凡上市流通的药品的标签、说明书或包装上必须要用通用名称。其命名应当符合《药品通用名称命名原则》的规定，不可用作商标注册。如普萘洛尔。

2. **商品名** 是指药厂生产新药时，向政府管理部门申请许可证所用的的专属名称。在一个通用名下，由于生产厂家的不同，可有多个商品名称。如普萘洛尔的商品名为心得安。在学术刊物和著作中不能使用商品名。

3. **化学名** 依药物的化学组成按公认的命名法命名。如普萘洛尔的化学名为1-异丙氨基-3-(1-萘氧基)-2-丙醇盐酸盐。因为过于繁琐，很少被医护人员所采用。

4. **别名** 有些药品还有习惯上的称谓，叫做别名。别名不受使用的约束和法律的保护。如对乙酰氨基酚又称扑热息痛、阿司匹林又称乙酰水杨酸、苯妥英钠又称大仑丁。

药物按其来源、产地、管理、使用等分类，见表1-5-1。

表1-5-1 药物的分类

分类		概念
按药物的来源分	天然药	是指存在于自然界中对机体有防治疾病效果的动物、植物及矿物等
	人工合成药	是指人们有目的地用化学方法合成的药物
	生物药	是指利用生物体、生物组织或其成分，应用生物学、生物化学、微生物学、免疫学、物理化学和药学的原理和方法进行加工、制造而成的药物，主要包括生物制品与生化药品及其相关的生物医药产品
按药物的管理分	普通药品	是指由医药卫生单位生产、管理和经营的药物
	特殊药品	是指由国家药品行政部门和有关部门指定的单位生产、管理和经营的药物。包括麻醉药品、精神药品、毒性药品、放射性药品
按药物的产地分	国产药	是指经国家药品行政主管部门批准的境内注册药厂生产的药物
	进口药	是指在中华人民共和国境外生产的经国家药品行政主管部门批准可以在境内使用的药物

（续表）

分类		概念
按药物的使用分	处方药	处方药(prescription drug, Rx)是指必须凭执业医师或执业助理医师处方才可调配、购买和使用的药品
	非处方药	非处方药(nonprescription drug)是指不需要凭医师处方即可自行判断、购买和使用的药品,在国外又称之为“可在柜台上买到的药物”(over the counter, OTC)
按医疗保险分	国家基本药物	是指由国家医疗保障部门制定的能够保证病人基本治疗需要的药品
	非国家基本药物	是指某些新上市的药物、保健滋补品、特需药品等,不属于医疗保险支付的范围

二、常用制剂与外观质量检查

（一）制剂与剂型

制剂是按照国家颁布的药品规格、标准,将药物制成适合临床需要,并符合一定质量标准的制品。剂型是指将药物加工制成适合患者需要的给药形式。常用剂型主要有:

1. 液体制剂　是指药物分散在液体介质中组成的内服或外用的液态制剂。包括溶液剂、注射剂、乳剂、混悬剂、合剂、糖浆剂、洗剂、酊剂、滴眼剂等。

2. 固体制剂　常用的固体剂型有散剂、颗粒剂、片剂、胶囊剂、滴丸剂、膜剂、海绵剂等。固体制剂的共同特点是与液体制剂相比,物理、化学性质稳定,生产制造成本较低,服用与携带方便;药物在体内首先溶解后才能透过生理膜、被吸收入血液循环中。

3. 软体剂型　常用的软体剂型有软膏剂、栓剂、硬膏剂等。是由药物与基质混匀后,涂于纸、布或其他薄片上的硬质膏药,遇体温则软化而粘敷在皮肤上,如伤湿止痛膏。

4. 气雾剂　是指药物与适宜的抛射剂(液化气体或压缩空气)装于耐压密封容器中,当阀门打开后,借助气化的抛射剂的压力,将药液呈雾状定量或非定量地喷射出来。

5. 新型制剂　常用的软体剂型有微囊剂、长效剂与控释剂、定向制剂等。

（二）药物制剂质量的外观检查

制剂的外观检查是指对制剂用肉眼的外观检查,不包括必要时对药品质量按药典规定的专门检查。护理人员向药房领取或使用制剂前必须进行外观质量的一般检查,凡变质、包装破损、标签不清楚、超过保质期等不合质量要求的药品,应拒绝领取及使用。

1. 对固体剂型的检查　制剂的形态应完好无损,无潮解松软、变硬、变色等情况;糖衣片的片面不得有色斑或粘连;栓剂的栓体变软后难以应用。

2. 对液体剂型的检查　应注意液体不得有霉变、变色、出现絮状物及异味等。其中,溶液剂及注射剂必须澄明、无沉淀、无异物。注射剂的安瓿或药瓶必须是标签明确、外观清洁、无裂痕、无破损、封口严密无松动者方可应用。

3. 对软体剂型的检查　外观应质地均匀、无变色、无霉变、无酸败异味等,否则不应使用。

三、药品的标识

（一）药品的批准文号、批号和有效期

1. 批准文号　供医疗使用的药品必须要有国家药品行政管理部门批准生产的文号,这是药品

生产、上市、使用的依据。现统一格式为“国药准(试)字+1位字母+8位数字”：①“准”字代表国家批准正式生产的药品，“试”字代表国家批准试生产的药品；②一位字母：化学药品使用字母“H”，中药使用字母“Z”，保健药品使用字母“B”，生物制品使用字母“S”，进口分装药品使用字母“J”，药用辅料使用字母“F”，体外化学诊断试剂使用字母“T”；③8位数字：第1、2位代表批准文号的来源，第3、4位表示批准某药生产之公元年号的后两位数字，第5、6、7、8位数字为顺序号。

2. **批号** 表示药品生产日期的一种编号，也是表示这批药品是同一次投料，同一生产工艺所生产的产品。通常以生产日期表示，国内多采用6位数表示，前2位表示年份，中间表示月份，最后两位表示日期，如091207表示2009年12月7日生产。如091207－3，后面“－3”，一般表示厂内当日第3批产品。

3. **有效期** 是指药品在规定的贮藏条件下质量能够符合规定要求的期限。其表示方法有三种：①直接标明有效期：以有效月份最后1天为到期日。如某药品有效期为2012年7月，表明药品在2012年7月31日前使用均有效；②直接标明失效期：国外进口药品有采用EXP，Date或Use before标明失效期，以表示有效期限。如某药标明EXP，Date：May 2011，则表示该药失效期为2011年5月，即有效使用时间为2011年4月30日；③标明有效年限：标明有效期几年，配合生产批号，判断有效期是何日。如某药品标明批号091207，有效期3年，则表示该药品可用到2012年12月6日。新修订的《中华人民共和国药品管理法》明确规定，药品说明书未标明有效期、更改有效期或超过有效期的按劣药论处。

(二) 药品说明书

药品说明书是载明药品的重要信息的法定文件，是选用药品的法定指南。内容应包括药品的品名、规格、生产企业、药品批准文号、产品批号、有效期、主要成分、适应证或功能主治、用法、用量、禁忌、不良反应和注意事项、药品的贮存条件、生产厂家、通讯地址等。中药制剂说明书还应包括主要药味(成分)性状、药理作用、贮藏等。药品说明书能提供用药信息，是医护人员、患者了解药品的重要途径。说明书的规范程度与医疗质量密切相关。

(三) 药品的特殊标志(图1-5-1)

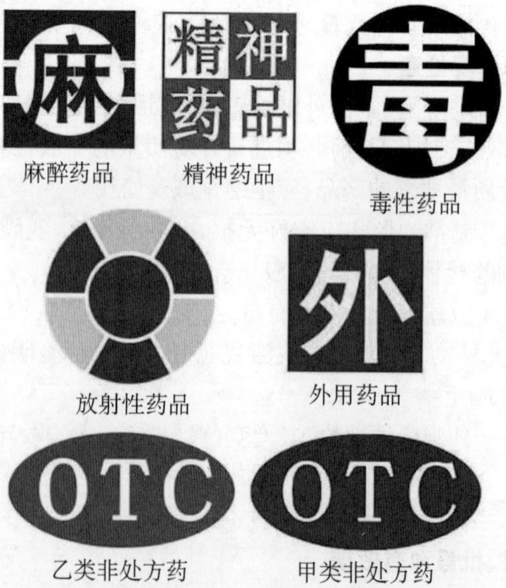

图1-5-1 各类特殊药品的特殊标志

四、药品的贮存与管理

不论是成品药还是配制药其存放时间是有限度的。成品药应按药品标签或说明书上规定的时限存放和使用,对配制药应按质量标准检定时限存放和使用。所有超期的药品均按劣药处理,变质的、被污染的药品均按假药论处,不得使用。对麻醉药品、精神药品,护理人员有责任教育患者及其家属了解正确使用此类药物的知识及滥用的危害。护理人员应对不同类别药品按规定予以妥善贮存和保管,其注意事项见表 1-5-2。

表 1-5-2　不同类别药品贮存和管理注意事项

药品	贮存和管理注意事项
应密封保存的药品	对易挥发、易升华、易潮解、易氧化的药品要用磨口玻璃瓶或软木塞玻璃瓶加石蜡溶封。如氨溶液、碘化物、氯化钙、维生素 C 等
应低温保存的药品	对易受热而变质、易挥发、易燃、易爆的药品应放置于 2～10 ℃的低温处保存。如蛋白制剂、过氧化氢溶液、麻醉乙醚、亚硝酸酯类药物等
应避光保存的药品	对遇光易变质或分解的药品应放置于棕色瓶内或避光容器内,并置于阴暗处存放。使用时也应遮光或避光。如肾上腺素类、硝普钠、硝苯地平等
特殊药品	麻醉药品凭有资格的医生使用红色或蓝色处方限量使用,专人负责、专柜加锁、专用账册、专用处方、专册登记。精神药品凭医生处方限量使用,一类精神药品一张处方不能超过 3 天常用量;二类精神药品一张处方不能超过 7 天常用量。毒性药品其管理和使用同精神药品。放射性药品由单位统一保管,公安局备案,在指定有防护设备的地点由专人使用

五、给药途径与护理注意事项

给药途径不同可直接影响药物起效的快慢和效应强弱。临床用药应根据病情需要和制剂特点选择适当的给药途径。护理人员可将用药中的注意事项详细告诉患者或家属,以取得配合。常用给药途径与护理注意事项,见表 1-5-3。

表 1-5-3　常用给药途径与护理注意事项

给药途径	护理注意事项
口服给药	注意用药剂量及间隔时间;除特殊要求外,一般不应破碎服用,服用后应饮水至少 200 ml。舌下含片应告诉患者不宜吞咽或嚼碎,更不宜饮水。混悬液、冲剂应摇匀药液后吞服。一些有异味或难以下咽的药物,为使患者不产生恶心、呕吐或拒服,应加适当矫味剂助服。有些药物可腐蚀牙齿或使之变色,应让患者通过吸管吸入咽下,避免与牙齿接触。原则上应看患者服下或协助喂服后方可离开患者
注射给药	除按护理学基本技术要求操作外,尚需注意混悬液肌注时应摇匀后快速推入,并切忌注入血管内。静注药物必须是澄清水溶液,静滴药物过程中至少应 30 分钟观察病人一次,注意观察患者反应,发现情况及时采取措施处理。对在空气中易分解的药物应注意观察药液颜色及澄明度的变化。水溶液不稳定的药物须临用时配制,并在规定时间内用完。对皮肤有刺激的药物避免皮下注射。对遇光失效的药物要避光滴注

自测题

[A_1型题]

1. 对药物较全面的描述是(　　)
   A. 一种化学物质
   B. 能干扰细胞代谢活动的化学物质
   C. 能用于疾病的诊断、预防与治疗或计划生育的特殊物质产品
   D. 能影响机体生理功能的物质
2. 药物效应动力学(药效学)研究(　　)
   A. 药物的治疗作用　B. 药物的作用机制
   C. 药物对机体的作用规律及其原理　D. 影响药物疗效的因素
3. 药物代谢动力学(药动学)研究(　　)
   A. 药物的治疗作用
   B. 药物在机体内吸收、分布、代谢和排泄等过程
   C. 药物对机体的作用规律及其原理
   D. 影响药物疗效的因素
4. 下列属于局部作用的是(　　)
   A. 丁卡因的表面麻醉作用　B. 利多卡因的抗心律失常作用
   C. 地高辛的强心作用　D. 地西泮的镇静催眠作用
5. 选择性低的药物,在治疗量时往往(　　)
   A. 毒性较大　B. 副作用较多　C. 过敏反应　D. 容易成瘾
6. 药物作用的两重性是指(　　)
   A. 防治作用与不良反应　B. 防治作用与变态反应
   C. 对症治疗与对因治疗　D. 预防作用与治疗作用
7. 副作用是在下述哪种剂量时产生(　　)
   A. 中毒量　B. 治疗量　C. 极量　D. 无效量
8. 某患者服用巴比妥类催眠药后,次晨似有困倦、头昏、乏力等反应,这属于(　　)
   A. 药物的副作用　B. 药物的变态反应
   C. 药物的后遗效应　D. 药物的急性毒性反应
9. 药物的剂量过大而引起的机体损害性反应属于(　　)
   A. 副作用　B. 毒性反应　C. 变态反应　D. 后遗效应
10. 青霉素注射可引起(　　)
    A. 副作用　B. 毒性反应　C. 变态反应　D. 后遗效应
11. 药物的不良反应不包括(　　)
    A. 副作用　B. 毒性反应　C. 变态反应　D. 局部作用
12. 药物的治疗指数是指(　　)
    A. ED_{50}/LD_{50}　B. LD_{50}/ED_{50}　C. LD_5/ED_{95}　D. ED_{99}/LD_1
13. 某降压药停药后血压剧烈回升,此种现象称为(　　)

A. 变态反应　B. 反跳现象　C. 后遗现象　D. 特异质反应

14. 药物与受体结合后,能否兴奋受体取决于(　　)
A. 药物分子量的大小　B. 药物与受体有无亲和力
C. 药物剂量大小　D. 药物是否具有内在活性

15. 药物与受体能否结合主要取决于(　　)
A. 药物剂量大小　B. 药物内在活性大小
C. 药物与受体有无亲和力　D. 药物分子量的大小

16. 安全范围是指(　　)
A. 最小治疗量与最小致死量之间的剂量范围
B. 最小有效量与最小中毒量之间的剂量范围
C. 有效剂量范围
D. 治疗量与最小致死量之间的剂量范围

17. 激动剂应是(　　)
A. 有较强的亲和力,有较强的内在活性　B. 有较强的亲和力,无内在活性
C. 有较弱的亲和力,有较强的内在活性　D. 有较弱的亲和力,无内在活性

18. 拮抗剂的特点是(　　)
A. 对受体有亲和力而无内在活性　B. 对受体无亲和力而无内在活性
C. 对受体有亲和力而又有内在活性　D. 对受体亲和力大而内在活性小

19. A 药比 B 药安全,正确的依据是(　　)
A. A 药的 LD_{50}/ED_{50} 比 B 药大　B. A 药的 LD_{50} 比 B 药小
C. A 药的 LD_{50} 比 B 药大　D. A 药的 ED_{50} 比 B 药大

20. 青霉素治疗肺部感染是(　　)
A. 对因治疗　B. 对症治疗　C. 局部治疗　D. 全身治疗

21. 药物的毒性反应是(　　)
A. 是一种过敏反应
B. 在使用治疗用量时所产生的与治疗目的无关的反应
C. 因用量过大或药物在机体内蓄积所致的反应
D. 一种遗传性生化机制异常所产生的特异反应

22. 药物首过消除发生于(　　)
A. 口服给药　B. 舌下给药　C. 皮下给药　D. 静脉给药

23. 药物自用药部位进入血液循环的过程称为(　　)
A. 代谢　B. 吸收　C. 分布　D. 排泄

24. 药物在血浆中与血浆蛋白结合后(　　)
A. 药物作用增强　B. 药物代谢加快
C. 药物转运加快　D. 暂时失去药理活性

25. 大多数药物的排泄主要通过(　　)
A. 汗腺　B. 肠道　C. 呼吸道　D. 肾脏

26. 肠肝循环是指(　　)
A. 药物经十二指肠吸收后,经肝脏转化再入血被吸收的过程
B. 药物从胆汁排入十二指肠后可被重吸收,再经肝脏转化,又进入体循环的过程

C. 药物在肝脏和小肠间往复循环的过程
D. 药物在肝脏和大肠间往复循环的过程

27. 药物的半衰期长,则说明该药(　　)
A. 作用快　　B. 作用强　　C. 吸收少　　D. 消除慢

28. 某催眠药的 $t_{1/2}$ 为1小时,给予100 mg剂量后,患者在体内药物只剩下12.5 mg时便清醒过来,该病人睡了(　　)
A. 2 h　　B. 3 h　　C. 4 h　　D. 5 h

29. 药物血浆半衰期是指(　　)
A. 药物的稳态血浆浓度下降一半所需的时间
B. 药物的有效浓度下降一半所需的时间
C. 组织中药物浓度下降一半所需的时间
D. 血浆中药物浓度下降一半所需的时间

30. 舌下给药的优点是(　　)
A. 经济方便　　B. 不被胃液破坏　　C. 吸收规则　　D. 避免首过消除

（包辉英）

第二章

外周神经系统疾病用药

第一节

拟胆碱药

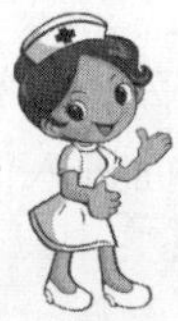

学习目标

- 正确辨认处方、选药、配药和给药。
- 正确评估和促进药物治疗效果。
- 交代用药注意事项。
- 及时发现拟胆碱药的主要不良反应。
- 用药后出现不良反应的应急处理。

工作任务

患者，女性，53岁。2月前右眼疼痛，视物模糊，伴有右侧头痛和眼眶痛。2天前突感右眼球胀痛，头痛加剧，视力极度下降。眼球常规检查，眼内压增高，右眼视力0.6，扩瞳检查未见视神经损伤。视野检查：双眼微弱旁中心暗点。双侧瞳孔2 mm，等大等圆，对光反应迟钝。诊断为青光眼，请遵医嘱执行处方。

Rp

2%毛果芸香碱滴眼液　1支

用法：1滴，4次/日，滴眼

拟胆碱药(cholinomimetic drug)是一类作用与乙酰胆碱相似的药物。按作用机制可分为两大类：M胆碱受体兴奋药和胆碱酯酶抑制药。

毛果芸香碱是一种具有直接作用的拟胆碱药物。

一、分解工作任务

青光眼患者的医嘱是给予毛果芸香碱。首先正确的辨认处方，并从药箱里选择正确的药物，认识药物的商品名、通用名和英文名。而后查看药品说明书，获取药品相关信息，如规格、药品生产厂家、药品批号、有效期或失效期等。依据处方进行给药，并评估药物效果，实施过程及时发现药物主要不良反应症状，采取初步解决措施，减轻不适与损害。

二、执行工作任务

（一）选药、给药及用药注意事项

1. *展示* 毛果芸香碱(pilocarpine)的实物与图片。

2. *介绍毛果芸香碱的用药注意事项* ①注意不要让药瓶口触到眼睛或眼睫毛，以免污染瓶内药液。②滴入滴眼液后，左手不要马上松开眼睑，眼向下看，数秒后松开眼睑，然后闭上眼睛休息2～3分钟。③滴眼后应压迫内眦 1～2 分钟，避免药物吸收，引起全身反应，出现视物模糊、眼睛焦距失调。④避免驾驶、机械操作或高空作业，应定期进行眼科检查。⑤如果还需要同时点滴其他眼药水，则两种眼药水点滴时间应该至少间隔 5 分钟。

（二）药物疗效的观察

1. *支撑知识*

【药理作用】

(1) 眼

1) 缩瞳：由于激动瞳孔括约肌上的 M 受体，使瞳孔括约肌收缩，瞳孔缩小。

2) 降低眼内压：房水回流障碍可致眼内压升高，眼内压持续升高可致青光眼。毛果芸香碱的缩瞳作用使虹膜向中心拉紧，虹膜根部变薄，前房角间隙扩大，房水易于通过巩膜静脉窦而进入血循环，使眼内压降低。

3) 调节痉挛：用毛果芸香碱时，睫状肌的环形纤维向瞳孔中心方向收缩，悬韧带松弛，晶状体变凸，屈光度增加，从而使远距离物体不能成像在视网膜上，故视远物时模糊不清，只能视近物，称为**调节痉挛**。

(2) 腺体：该品吸收后，通过激动腺体的 M 受体，使腺体分泌增加，以汗腺和唾液腺分泌增加最为明显。

【临床应用】

(1) 青光眼：青光眼的主要特征是眼内压增高，可引起头痛、视力减退等症状，严重时可致失明。毛果芸香碱对闭角型青光眼疗效较好，用药后由于缩瞳，使前房角间隙扩大，眼内压迅速降低，从而缓解或消除青光眼的各种症状。对开角型青光眼也有一定疗效。

(2) 虹膜炎：与扩瞳药交替使用，以防止虹膜与晶状体粘连。

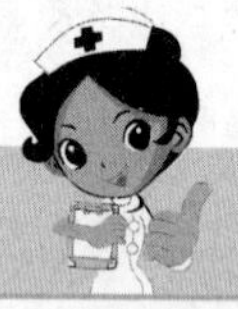

拓展视野

青光眼

若房水回流不畅，则可致眼内压升高。病理性高眼压合并视功能障碍即称为青光眼。一般将青光眼分为闭角型和开角型两种。闭角型青光眼由于虹膜根部组织堵塞前房角入口，使房水回流受阻，眼内压升高。开角型青光眼主要是小梁网和巩膜静脉窦变性或硬化，阻碍房水循环，使眼内压升高。

2. *学生分组讨论*

(1) 眼压正常的范围是多少？青光眼诊断的依据是什么？

(2) 青光眼分哪两种类型？毛果芸香碱对哪种类型的青光眼效果好？为什么？

3. 小组汇报和小结

(三) 药物不良反应的观察和应急处理

情景与思考

患者，男性，67岁，无明显诱因出现头痛、视物模糊等症状，诊断为青光眼，予毛果芸香碱治疗，但疗效不明显，病情逐渐加重，于一月后开始出现哮喘、恶心、呕吐、视力模糊、头痛加重。

请分析什么原因？该如何处理？

1. 支撑知识

【不良反应】 毛果芸香碱吸收过量可出现受体过度兴奋症状，可用阿托品对抗。药物应避光保存，否则遇光易变质。应告知患者，滴用本药后可出现视物模糊，故用药后应避免驾驶、机械操作或高空作业。老年性白内障、有视网膜脱离病史、无晶体眼和急性结膜炎等禁用。

2. 学生分组讨论

(1) 原因为____。

(2) 处理：____。

3. 小组汇报和小结

三、认识其他抗胆碱酯酶药

情景与思考

患者，女性，74岁，无明显诱因出现右眼睑下垂，视物模糊等症状，在医院做新斯的明试验及其他有关检查，诊断为重症肌无力，予药物治疗(具体不详)，但疗效不明显，病情逐渐加重，于一月后开始出现咀嚼无力、吞咽困难及呼吸肌麻痹。

1. 该患者出现进行性呼吸困难该如何处理？

2. 患者用药后出现共济失调、惊厥、昏迷、语言不清、焦虑不安，请分析什么原因？该如何处理？

1. 支撑知识

【药理作用】 新斯的明(neostigmine)对心血管、腺体、眼和支气管平滑肌的作用较弱，对胃肠道和膀胱平滑肌的兴奋作用较强，对骨骼肌的兴奋作用最强。其作用机制：①抑制胆碱酯酶；②直接激动骨骼肌运动终板上的N_2受体；③促进运动神经末梢释放乙酰胆碱。

【临床应用】

(1) 重症肌无力：是一种自身免疫性神经肌肉传递功能障碍的慢性疾病，其主要症状是骨骼肌出现进行性肌无力，表现为眼睑下垂，肢体无力，咀嚼和吞咽困难，严重者可致呼吸困难。皮下或肌内注射新斯的明后，约经10～30分钟即可出现显著疗效，可维持2～4小时左右。除严重和紧急情况需注射给药外，一般多采用口服给药。

(2) 手术后腹气胀和尿潴留：此药能兴奋胃肠道平滑肌及膀胱逼尿肌，促进排气和排尿。

(3) 肌松药过量中毒：可用于非去极化型骨骼肌松弛药如筒箭毒碱过量时的解毒。

(4) 阵发性室上性心动过速。

【不良反应】

(1) 治疗量时不良反应较少,可引起恶心、呕吐、腹痛、心动过缓、肌肉震颤等。过量时可导致"胆碱能危象",表现为大量出汗、大小便失禁、瞳孔缩小、睫状肌痉挛、前额疼痛和心律失常。

(2) 禁用于机械性肠梗阻、尿路梗阻及支气管哮喘患者。

(3) 注射给药后,应严密观察药物不良反应。治疗尿潴留时,如给药后 1 小时不排尿,应改用其他措施,如导尿。

四、总结与提炼

胆碱受体激动药与胆碱受体结合,激动受体,产生与乙酰胆碱类似的作用。毛果芸香碱能选择性地激动 M 胆碱受体,产生 M 样作用。对眼和腺体的作用最明显。青光眼的首选药为毛果芸香碱。抗胆碱酯酶药能与胆碱酯酶牢固结合,使胆碱酯酶活性受到抑制,从而使胆碱能神经末梢释放的乙酰胆碱增多或堆积,产生拟胆碱作用。重症肌无力首选药为新斯的明。

第二节

M 胆碱受体阻断药

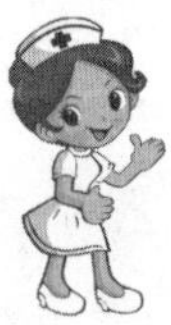

学习目标

- 正确辨认处方、选药、配药和给药。
- 正确评估和促进药物治疗效果。
- 交代用药注意事项。
- 及时发现 M 胆碱受体阻断药的主要不良反应。
- 用药后出现不良反应的应急处理。

工作任务

患者,男性,56 岁,近半年来头晕、乏力、心悸,时有晕厥而来就诊。查体:心率 48 次/分,心律整齐;心电图诊断为Ⅱ°房室传导阻滞。用阿托品治疗,请遵医嘱执行处方。

Rp

阿托品片剂　0.6 mg×9 片

用法:0.6 mg,3 次/日,口服

M 胆碱受体阻断药(cholinoceptor blocking drugs)包括天然形成的生物碱,如阿托品和东莨菪碱;合成生物碱,如后马托品、托吡卡胺和哌仑西平等。

一、分解工作任务

房室传导阻滞患者医嘱给予阿托品。首先正确的辨认处方,并从药箱里选择正确的药物,认识药物的商品名、通用名和英文名。而后查看药品说明书,获取药品相关信息,如规格、药品生产厂家、药品批号和有效期或失效期等。依据处方进行给药,并评估药物效果,实施过程及时发现药物主要不良反应症状,采取初步解决措施,减轻不适与损害。

二、执行工作任务

(一) 选药、给药及用药注意事项

1. *展示* 阿托品(atropine)实物和图片。

2. *介绍阿托品用药的注意事项* ①此患者的用药目的是治疗缓慢性心律失常。②掌握阿托品常见不良反应,如口干、便秘、排尿困难和视物模糊。③了解患者既往有无青光眼及排尿困难等病史。④向患者说明用药后可能出现的不良反应,嘱咐患者多饮水、多食含纤维的食物、佩戴墨镜保护眼睛。⑤用药期间要注意患者的脉搏、呼吸、体温等的变化。

(二) 药物疗效的观察

1. *支撑知识*

【药理作用】

(1) 抑制腺体分泌：唾液腺和汗腺对阿托品最敏感,支气管腺体也较敏感,用后呼吸道分泌明显减少。较大剂量虽可抑制胃液分泌,但对胃酸分泌的影响较小。

(2) 对眼的作用

1) 扩瞳：阿托品能阻断瞳孔括约肌上的M受体,使去甲肾上腺素能神经支配的瞳孔开大肌功能占优势,导致瞳孔扩大。

2) 升高眼内压：由于瞳孔扩大,使虹膜退向四周边缘,前房角间隙变窄,阻碍房水回流,使房水滞留而升高眼内压。

3) 调节麻痹：阿托品能使睫状肌松弛而退向外缘,并使悬韧带拉紧,晶状体固定在扁平状态,屈光度降低,不能将近距离的物体清晰地成像于视网膜上,故视近物模糊不清,只适于看远物,这一作用称为**调节麻痹**。

(3) 松弛内脏平滑肌：阿托品能松弛许多内脏平滑肌,当平滑肌处于过度活动或痉挛时,其松弛作用最显著。它可抑制胃肠道平滑肌的痉挛,降低蠕动的幅度和频率,缓解胃肠绞痛。可缓解支气管平滑肌、膀胱逼尿肌和输尿管平滑肌痉挛。对胆囊、胆管的解痉作用较弱,对子宫平滑肌的影响较小。对胃肠道括约肌的作用取决于其机能状态,如幽门括约肌痉挛时,阿托品有解痉作用,但较弱且不恒定。

(4) 解除迷走神经对心脏的抑制：治疗剂量的阿托品(0.5 mg)常可使部分患者的心率短暂地减慢。较大剂量(1～2 mg)时,由于阿托品阻断窦房结的M_2受体,因而解除了迷走神经对心脏的抑制作用,使心率加快。

(5) 扩张血管改善微循环作用：较大剂量可引起皮肤血管扩张,表现为皮肤潮红、温热,尤以面颈部较为显著。在病理情况下,当微循环的小血管痉挛时,大剂量的阿托品有明显的解痉作用,可改善微循环,恢复重要器官的血流供应,缓解组织缺氧状态。

(6) 中枢兴奋作用：阿托品可兴奋大脑中枢,临床常用剂量(0.5～1.0 mg)可轻度地兴奋迷走神经中枢,使呼吸速率加快,偶见呼吸深度增加。

【临床应用】

(1) 解除平滑肌痉挛：可用于各种内脏绞痛。对胃肠绞痛及膀胱刺激症状如尿频、尿急等疗效较好。其松弛膀胱逼尿肌作用,可用于治疗小儿遗尿症。对胆绞痛及肾绞痛的疗效较差,故在治疗这两种绞痛时,常与镇痛药哌替啶合用,以增强疗效。

(2) 抑制腺体分泌：用于全身麻醉前给药，如乙醚麻醉前皮下注射阿托品 0.5 mg，可减少乙醚刺激引起的呼吸道及唾液分泌，防止分泌物阻塞呼吸道及发生吸入性肺炎。也可用于严重盗汗和流涎症。

(3) 眼科应用：虹膜睫状体发炎时，可用 0.5%～1%阿托品滴眼液滴眼，使虹膜括约肌和睫状肌松弛，活动减少，有利于消炎和止痛，与毛果芸香碱交替使用还可预防虹膜与晶状体粘连。验光配眼镜时，可用阿托品滴眼，使睫状肌的调节功能充分麻痹，晶状体固定，以便能准确地检验出晶状体的屈光度。此外，在检查眼底时，亦可用阿托品扩瞳，以利检查。此药的扩瞳作用可持续 1～2 周，调节麻痹也可持续 2～3 天，视力恢复较慢，目前常用作用时间较短的后马托品。

(4) 抗心律失常：可用于治疗迷走神经过度兴奋所致的窦性心动过缓、窦房阻滞、房室阻滞等缓慢型心律失常。

(5) 抗休克：可用于中毒性菌痢、暴发型流行性脑脊髓膜炎、中毒性肺炎等所致的感染性休克。大剂量阿托品能解除小动脉痉挛，改善微循环，增加重要器官组织的血流灌注量，并增加回心血量，使血压回升，从而使休克好转。由于阿托品副作用较多，目前多用山莨菪碱取代之。

(6) 解救有机磷酸酯类中毒

2. 学生分组讨论

(1) 全身麻醉前给阿托品是为什么?

(2) 青少年配眼镜时是否需要用扩瞳药?

(3) 腹痛用阿托品效果怎么样? 为什么?

(4) 使用地高辛的心脏病患者突然出现心动过缓怎么办?

(5) 中毒性休克患者能否用阿托品? 为什么?

3. 小组汇报和小结

(三) 药物不良反应的观察和应急处理

情景与思考

患者，女性，56 岁，腹痛后使用阿托品治疗。用药一天后患者出现口干、皮肤干燥、便秘、视力模糊等症状。请分析该患者为什么会出现这种情况，说明了什么问题? 该怎样处理?

1. 支撑知识

【不良反应】

(1) 外周反应(治疗量下出现的副作用)：阿托品的作用广泛，故副作用多。常见的副作用有口干、瞳孔扩大、视力模糊、心悸、皮肤干燥潮红、排尿困难、便秘等。

(2) 中枢反应(剂量过大引起的中毒反应)：先兴奋后抑制。随着剂量增大，其不良反应可逐渐加重，出现高热、呼吸加快、烦躁不安、谵妄、幻觉、惊厥等中枢中毒症状。严重中毒时，可由中枢兴奋转入抑制，出现昏迷和呼吸麻痹等。

【禁忌证】

(1) 禁用：青光眼、前列腺肥大者、感染性休克伴心率过速或高热患者。

(2) 慎用：老年患者(可能诱发或加重排尿困难)。

2. 学生分组讨论和汇报

(1) 原因为____。

(2) 处理：____。

3. 学生汇报和小结

三、认识其他 M 受体阻断药物(表 2-2-1)

表 2-2-1　M 受体阻断药物的临床特点

药物	药理作用	临床应用
山莨菪碱 (anisodamine)	具有与阿托品类似的药理作用，但其抑制唾液分泌和扩瞳作用仅为阿托品的 1/20～1/10。因不易进入中枢，故其中枢兴奋作用很弱。可对抗 ACh 所致的平滑肌痉挛和心血管抑制作用，此作用与阿托品相似而稍弱，但其对血管痉挛的解痉作用的选择性相对较高	主要用于感染性休克，也可用于内脏平滑肌绞痛
东莨菪碱 (scopolamine)	抑制腺体分泌和中枢神经系统抑制作用	麻醉前给药，晕动病、妊娠呕吐及放射病呕吐，对帕金森病也有一定疗效
后马托品 (homatropine)	为阿托品扩瞳代用品，其扩瞳作用和调节麻痹作用较阿托品弱，持续 1～2 天，视力恢复较快	检查眼底及验光。其调节作用较弱，故小儿验光仍须用阿托品
托吡卡胺 (tropicamide)	作用与后马托品相似，但其扩瞳和调节麻痹作用起效快，持续时间更短	临床应用同后马托品

四、总结与提炼

阿托品是胆碱受体阻断药，为典型的 M 胆碱受体阻滞剂，有解除平滑肌痉挛、抑制腺体分泌、扩大瞳孔、升高眼压、加快心率和扩张支气管等作用，临床上常见于治疗各种内脏绞痛和有机磷酸酯类的中毒。过量使用阿托品会产生口干、心率加快、呼吸困难、喘气、口舌发紫、瞳孔扩大、视物模糊，开始中枢兴奋，然后转入抑制，产生昏迷，呼吸麻痹而死亡。新斯的明对抗阿托品的阻滞作用，使中毒症状得到缓解。

第三节

肾上腺素受体激动药

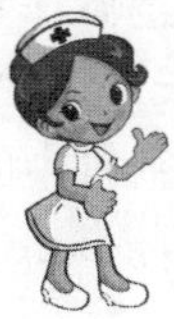

学习目标

- 正确辨认处方、选药、配药和给药。
- 正确评估和促进药物治疗效果。
- 交代用药注意事项。
- 及时发现肾上腺素受体激动药主要不良反应。
- 用药后出现不良反应的应急处理。

工作任务

患者，男性，20岁。因高热(体温39.1℃)门诊予安痛定4 ml肌内注射。在注射完毕后观察过程中患者诉头晕、心慌、气憋、呼吸不畅、四肢发冷，随即感觉呼吸困难，患者大汗淋漓、面色苍白、呼吸急促，而后抽搐、表情淡漠。测血压0，脉搏微弱，呼吸36次/分钟，神志不清，呼之不应。诊断为过敏性休克，用肾上腺素治疗，请遵医嘱执行处方。

Rp

1%肾上腺素注射液　1 ml×1支

用法：0.5 ml，皮下注射，立即

拟肾上腺素药(adrenergic drugs)是一类化学结构与肾上腺素相似的药物，通过直接兴奋肾上腺素受体或促进肾上腺素能神经末梢释放递质而发挥与肾上腺素相似的作用，故又称为肾上腺素受体激动药。

一、分解工作任务

过敏性休克患者遵医嘱给予肾上腺素。首先正确地辨认处方，并从药箱里选择正确的药物，认识药物的商品名、通用名和英文名。而后查看药品说明书，获取药品相关信息，如规格、药品生产厂家、药品批号、有效期或失效期等。依据处方进行给药，并评估药物效果，实施过程及时发现药物主要不良反应症状，采取初步解决措施，减轻不适与损害。

二、执行工作任务

(一) 选药、给药及用药注意事项

1. *展示*　肾上腺素(adrenaline, AD)的实物和图片。

2. *使用肾上腺素的注意事项*　①本品注射时，剂量必须精确，皮下和肌内注射时最好用1 ml注射器抽吸和推注；注射速度不可太快，以免血压骤升，注射后应对局部进行按摩，以促进药物吸收；如做心内注射，必须在确定心脏停搏后方可穿刺，以免造成心脏损伤，注药后迅速拔出并做胸外心脏按摩，使药物进入冠状动脉。②注射给药后，应密切监护患者，除观察疗效以便决定是否重复给药外，还应密切监测血压、心率和心律。注射后，应每2～5分钟测量血压及心率1次，直至稳定。③患者如有心脏疾病，尤其是充血性心力衰竭时，应用本品后可因周围血管收缩而加重肺水肿，并可致心律失常。这类患者如必须应用本品时，应进行心电图监测，并做好抢救准备。④使用本品可致尿潴留及痰干结，故应注意观察和随访患者的液体出入量，嘱咐患者多饮水，多做深呼吸，并鼓励患者咳痰，必要时行体位引流或蒸汽吸入。⑤本品遇光和热均可氧化变色而失效，故平时不应将针剂从盒中取出暴露于日光下，操作时也应尽量避光，并尽量缩短药液暴露于空气中的时间，静滴时应避光，最好使用避光输液器；如发现变色或沉淀，不得使用。

(二) 药物疗效的观察

1. *支撑知识*

【药理作用】

(1) 心脏：肾上腺素激动心肌、窦房结和传导系统的β_1受体，对心肌的收缩性、兴奋性、传导性和

自律性均产生强大的兴奋作用，使心肌的收缩力显著增强，增加心排血量，心率加快和传导加速。肾上腺素对心脏的兴奋作用，起效迅速而强烈，是一个快速强效的心脏兴奋剂。肾上腺素剂量过大或给药速度过快均可使病情加重、恶化或引起不同程度的心律失常，如早搏、心动过速、甚至心室纤颤。

(2) 血管：肾上腺素可激动血管平滑肌上的 α_1 受体和 β_2 受体。由于不同部位血管上受体的密度和种类不同，肾上腺素对不同部位血管的药理效应也不一致。肾上腺素主要作用于小动脉和毛细血管前括约肌，产生强大的血管收缩作用，而对静脉和大动脉的收缩作用较弱，这可能和血管上的受体密度不同有关。皮肤和黏膜血管上分布有大量的 α_1 受体，肾上腺素强烈地收缩该部位的血管，使血流减少。内脏血管具有 α 受体和 β 受体的双重分布，肾上腺素可显著地收缩肾血管和肠系膜血管，而对脑及肺血管收缩作用甚弱。有时，在整体的调解下这些血管反而表现舒张。在肾上腺素作用下，冠状血管舒张，血流增加。

(3) 血压：肾上腺素对血管总外周阻力影响与其剂量密切相关，小剂量和治疗量的肾上腺素使心肌收缩力增强，心率加快，心排血量增加，故收缩压升高。同时能舒张骨骼肌血管，抵消或超出对皮肤黏膜血管的收缩作用，使舒张压不变或下降。脉压增大，有利于血液对各组织器官的灌注。大剂量肾上腺素除强烈兴奋心脏外，还可使血管平滑肌的 α_1 受体兴奋占优势，特别是皮肤、黏膜、肾脏和肠系膜血管强烈收缩，使外周阻力显著增高，收缩压和舒张压均升高。其典型血压改变往往呈双向反应，即给药后迅速出现明显的升压作用，继后出现微弱的降压反应，后者作用持续时间较长。如事先给予 α 受体阻断药，肾上腺素的升压作用可被翻转，呈现明显的降压反应，充分表现了肾上腺素对血管上 β_2 受体的激活作用(图 2－3－1)。肾上腺素亦作用于肾小球球旁细胞的 β_1 受体，促进肾素分泌，影响血压。

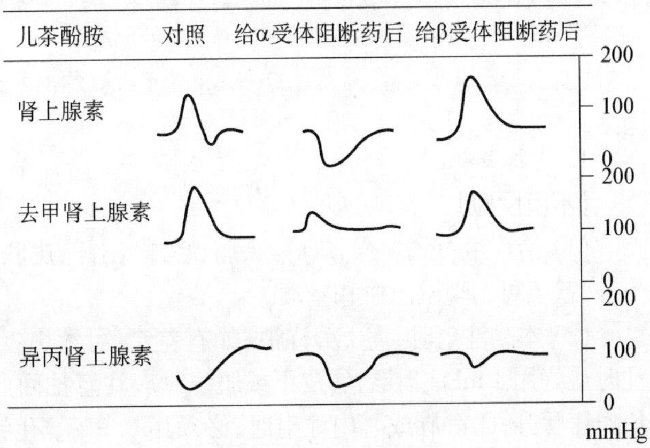

图 2－3－1　给肾上腺素受体阻断药前后儿茶酚胺类对犬血压的作用

(4) 平滑肌：肾上腺素通过激动支气管平滑肌的 β_2 受体，可松弛支气管平滑肌，使支气管扩张。

(5) 代谢：通过兴奋 β_2 受体，抑制胰岛素的分泌，促进糖原分解和降低外周组织摄取葡萄糖，使肝糖原和肌糖原减少，使血糖升高和血中乳酸增加。此外，尚能激活甘油三酯酶，使脂质代谢加强，血中游离脂肪酸含量升高，组织耗氧量明显增加。

【临床应用】

(1) 心搏骤停：用于溺水、中枢抑制药中毒、麻醉和手术过程中的意外、急性传染病和心脏传导阻滞引起的心搏骤停。在进行心脏按摩、人工呼吸和纠正酸中毒等措施的同时，可应用肾上腺素作心室内注射，具有起搏作用。

(2) 过敏性休克：表现为大量小血管床扩张和毛细血管通透性增强，引起全身血容量降低，血压下降，心率加快，心肌收缩力减弱以及支气管平滑肌痉挛引起的呼吸困难等症状。肾上腺素能明显地收缩小动脉和毛细血管前括约肌，使毛细血管的通透性降低，改善心脏功能和解除支气管痉挛，从而迅速有效地缓解过敏性休克的临床症状。此时应迅速皮下注射肾上腺素，危急患者亦可用生理盐水稀释 10 倍后缓慢静脉注射。

(3) 支气管哮喘急性发作：肾上腺素除能解除哮喘时的支气管平滑肌痉挛外，尚可抑制组织和肥大细胞释放过敏反应物质，如组胺、白三烯等，以及通过对支气管黏膜血管的收缩作用，减轻气道水肿和渗出，从而使支气管哮喘急性发作得到迅速的控制。

(4) 局部应用：将肾上腺素加入普鲁卡因或利多卡因等局麻药中，使注射部位周围血管收缩，延缓局麻药的吸收，增强局麻效应，延长局麻作用时间，减少局麻药吸收中毒的发生。

2. 学生分组进行讨论

(1) 心源性哮喘为什么禁用肾上腺素？

(2) 过敏性休克为什么首选肾上腺素？

3. 小组汇报和小结

(三) 药物不良反应的观察和应急处理

情景与思考

患者，男性，58 岁，因上呼吸道感染入院治疗，青霉素皮试阴性，应用青霉素类抗生素治疗。之后出现胸闷、呼吸抑制等休克症状，判断为青霉素引起的过敏性休克，立即停止该药，给予快速静脉注射 0.1% 肾上腺素 1 ml，并补充血容量，然而抢救无效。抢救无效的原因是什么？如何避免和处理？

1. 支撑知识

【不良反应】

(1) 治疗量可致烦躁、焦虑、头痛、心悸、出汗、皮肤苍白、血压升高；剂量过大可出现血压剧烈上升，甚至可出现脑出血和室颤。

(2) 本品注射时，需十分谨慎，如有差错，可致患者猝死，应注意：①剂量必须精确，皮下和肌注时最好用 1 ml 注射器；②皮下或肌注时应注意抽回血，以免误入血管；③注射速度不可太快，以免血压骤升；④静脉或心内注射时，必须用 0.9% 氯化钠注射液稀释后才能注射，否则有引起血压骤升和脑出血的危险。

(3) 注射给药后应密切监护患者，除观察疗效外，还应密切监测血压、心率及心律。

(4) 高血压、脑动脉硬化、缺血性心脏病、心力衰竭、甲状腺功能亢进和糖尿病患者禁用。老年人慎用。

2. 学生分组进行讨论

(1) 抢救无效原因：______________________________。

(2) 处理措施：______________________________。

3. 小组汇报和小结

三、认识其他肾上腺素受体激动药(表 2-3-1)

表 2-3-1 其他肾上腺素受体激动药的临床特点

药物	药理作用	临床应用	不良反应
麻黄碱 (ephedrine)	• 心血管：心收缩力加强、心排血量增加，血压升高缓慢而持久。心、脑、骨骼肌血流增加，其他内脏血流减少	• 支气管哮喘：①预防发作；②轻症的治疗。 • 鼻黏膜充血、鼻塞 • 防治某些低血压状态：	有时出现不安、失眠。如必须晚间服用且失眠倾向明显，可加服镇静催眠药

（续表）

药物	药理作用	临床应用	不良反应
	• 支气管平滑肌：舒张支气管平滑肌，作用较肾上腺素弱，但作用持续时间久 • 中枢神经系统：兴奋中枢，可能引起用药者不安、失眠等	如麻醉（硬脊膜外、蛛网膜下腔）引起的低血压	
多巴胺（dopamine）	• 心脏：大剂量使心收缩性↑、心排血量↑。直接兴奋心脏 β_1 受体和间接促进 NA 释放。心率略增加或不变，较少引起心律失常 • 血管和血压：大剂量作用于血管床的 α_1 受体，血管阻力微升；治疗量时心排血量增加、总外周阻力变大，故收缩压增加、舒张压不变或微降，脉压增加 • 肾脏和肠系膜血管：小剂量多巴胺作用于（D_1）多巴胺受体，使肾和肠系膜动脉阻力降低，治疗量的多巴胺舒张肾血管、增加肾血流、增加肾小球滤过率，产生排钠利尿作用	• 休克：对伴有心收缩力减弱、尿量减少、血容量已补足的休克患者疗效较好 • 急性肾功能衰竭与利尿剂合用 • 急性心功能不全	• 一般较轻，偶见恶心、呕吐 • 剂量过大或滴注速度过快，可能出现呼吸困难、心动过速、心律失常、肾功能下降等
去甲肾上腺素（noradrenaline，NA）	• 收缩血管：激动血管 α 受体，使小动脉和小静脉收缩 • 兴奋心脏：激动心脏 β_1 受体，但兴奋心脏作用较肾上腺素为弱 • 升高血压：因兴奋心脏和收缩血管，导致收缩压与舒张压均升高	• 治疗休克和低血压：嗜铬细胞瘤切除术、交感神经切除术、败血症、药物反应等所引起的急性低血压状况 • 治疗上消化道出血	• 药液漏出血管外，可引起局部缺血坏死 • 急性肾衰竭 • 停药反应
间羟胺（metaraminol）	作用持续 20～60 分钟。因不易为单胺氧化酶（MAO）破坏，故作用时间较去甲肾上腺素持久	• 用于预防或治疗脊椎麻醉时低血压 • 用于出血、外科手术、脑外伤等引起的休克	血压快速上升可引起急性肺水肿、心律失常、脑出血等
去氧肾上腺素（phenylephrine）	激动 α_1 受体，收缩血管，可升高收缩压和舒张压	• 用于麻醉、药物引起的低血压 • 用于阵发性室上性心动过速 • 眼科局部用药，其扩瞳作用用于治疗眼色素层炎、手术或眼科检查	严重动脉粥样硬化、严重高血压、甲状腺功能亢进、心肌病、老年人禁用。闭角型青光眼禁用
异丙肾上腺素（isoprenaline）	• 心脏：兴奋心脏，增加心肌收缩力，加快心率，加速传导。心排血量增加 • 血管和血压：激动 β_2 受体使血管舒张	• 感染性休克及伴有房室传导阻滞或心率减慢的心源性休克 • 扩张支气管平滑肌：对于各种平滑肌都有舒张作用，尤其对支气管平滑肌的舒张作用显著 • 促进代谢	• 常见心悸、头晕 • 支气管哮喘者已处于缺氧状态，如用此气雾剂其量难以把握。用量过大，心肌耗氧量增加，易致心律失常，甚至心室纤颤

四、总结与提炼

按其对不同肾上腺素受体亚型的选择性而分为三大类：①α 肾上腺素受体激动药-去甲肾上腺素。②α、β 肾上腺素受体激动药-肾上腺素。③β 肾上腺素受体激动药-异丙肾上腺素。其中肾上腺素为治疗过敏性休克和抢救心搏骤停的首选药。

第四节

肾上腺素受体阻断药

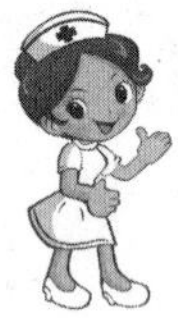

学习目标

> 正确辨认处方、选药、配药和给药。
> 正确评估和促进药物治疗效果。
> 交代用药注意事项。
> 及时发现肾上腺素受体阻断药的主要不良反应。
> 用药后出现不良反应的应急处理。

工作任务

患者，男性，29 岁，右足冬季受外伤后，长期不能穿鞋，复受寒湿，外伤虽愈，但感右足趾麻木疼痛。逐渐右大趾皮色紫黯，疼痛加剧。夜重昼轻，行走困难。曾用很多民间验方和中西药物治疗无效，两年后右足大趾溃烂疼痛难忍，经诊断为血栓闭塞性脉管炎，用酚妥拉明治疗，请遵医嘱执行处方。

Rp
酚妥拉明片　25 mg　5×10 片
用法：25 mg，4 次/日，口服

抗肾上腺素药(antiadrenergic drugs)又称肾上腺素受体阻断药，能与肾上腺素能神经递质或拟肾上腺素药争夺受体，从而拮抗其作用。

一、分解工作任务

血栓闭塞性脉管炎患者遵医嘱给予酚妥拉明。首先正确辨认处方，并从药箱里选择正确的药物，认识药物的商品名、通用名和英文名。而后查看药品说明书，获取药品相关信息，如规格，药品生产厂家、药品批号、有效期或失效期等。依据处方进行给药，并评估药物效果，实施过程及时发现药物主要不良反应症状，采取初步解决措施，减轻不适与损害。

二、执行工作任务

(一) 选药、给药及用药注意事项

1. **展示**　酚妥拉明(phentolamine)实物和图片。

2. 介绍酚妥拉明用药的注意事项 ①口服时与食物或牛奶同服,可减轻胃肠道反应。②用药以后,宜静卧 30 分钟。治疗期间由蹲、坐或卧位直立时,宜扶持,应缓慢,站立勿过久,卧床休息,并取脚高头低位;避免热水盆浴和长时间热水淋浴;不宜在高温环境中从事体力活动或被阳光直晒;如感眩晕,应立即倚靠或卧床休息,并取脚高头低位;避免驾驶、机械操作或高处作业。冠心病患者慎用。③本品过量可引起低血压,一旦出现,应立即使患者平卧,抬高下肢,给予升压药。④本品遇光和热均可氧化变色而失效,故平时不应将针剂从盒中取出暴露于日光下,操作时也应尽量避光,并尽量缩短药液暴露于空气中的时间,静滴时应避光,最好使用避光输液器;如发现变色或沉淀,不得使用。

(二) 药物疗效观察

1. 支撑知识

【药理作用】

(1) 血管:静脉注射酚妥拉明时,由于阻断血管平滑肌的 α 受体和直接舒张血管平滑肌作用,使血管明显扩张,外周血管阻力降低,血压下降,肺动脉压下降尤为明显。

(2) 心脏:酚妥拉明兴奋心脏,使心肌收缩力增强,心率加快和心排血量增加。这一方面是药物扩张血管,血压下降所致;另一方面是此药阻断去甲肾上腺素能神经末梢突触前膜 α_2 受体,促进神经末梢释放 NA 所致。

(3) 其他:酚妥拉明有拟胆碱作用,有组胺样作用及抑制 5-羟色胺的多重作用。

【临床应用】

(1) 治疗外周血管痉挛性疾病,如肢端动脉痉挛的雷诺综合征、血栓闭塞性脉管炎和冻伤后遗症。

(2) 长期静脉滴注去甲肾上腺素或静脉滴注去甲肾上腺素外漏时,可致皮肤苍白和剧烈疼痛,此时可用酚妥拉明 10 mg 溶于 10～20 ml 生理盐水中作局部浸润注射。

(3) 治疗休克:酚妥拉明能扩张血管,降低外周阻力,增加心排血量,从而使机体的血液重新分布,改善内脏组织血流灌注和解除微循环障碍。但给药前必需补足血容量,否则可使血压下降。

(4) 治疗心力衰竭:其作用机制是解除心功能不全时小动脉和小静脉的反射性收缩,降低血管外周阻力,降低心脏前后负荷和心室充盈压,增加心排血量,使心功能不全、肺水肿得以改善。

(5) 用于肾上腺嗜铬细胞瘤的鉴别诊断和手术中突然发生的高血压危象。

2. 学生分组进行讨论

(1) 酚妥拉明引起的血压下降能用肾上腺素升压吗?为什么?

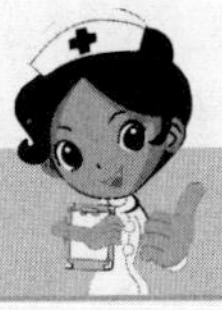

拓展视野

嗜铬细胞瘤与高血压危象

肾上腺髓质及交感神经节中的嗜铬细胞无限制生长即形成嗜铬细胞瘤。该肿瘤细胞可持续性或阵发性向血液及组织释放肾上腺素和去甲肾上腺素,导致患者出现持续性或阵发性高血压、头痛、出汗、心悸及代谢紊乱等一系列临床症状。手术切除肿瘤为本病的根治措施。但术前患者骤发高血压危象(血压急剧升高,剧烈头痛、头昏、视力模糊、气促、心动过速,甚至出现心绞痛、肺水肿、高血压脑病等表现),应立即使用药物抢救。可用酚妥拉明 5 mg 加入 5% 葡萄糖溶液 20 ml 缓慢静脉推注,同时密切观察血压,当血压降至 160/100 mmHg 左右时即停止推注,后以 10～50 mg 酚妥拉明溶于 5% 葡萄糖生理盐水 500 ml 中缓慢静脉滴注。一般病例需 40～60 mg 方可控制。

(2) 去甲肾上腺素静滴外漏除了用酚妥拉明处理外,还可采用什么方法?

3. 小组汇报和小结

(三) 药物不良反应的观察和应急处理

情景与思考

患者,女性,29岁,经诊断为血栓闭塞性脉管炎。使用酚妥拉明治疗后,出现恶心、呕吐、头晕、心慌,对于该患者如何指导用药?有何种措施?

1. 支撑知识

【不良反应】 大量酚妥拉明可引起直立性低血压,注射给药时可引起心动过速、心律失常和诱发或加剧心绞痛。其他尚有腹痛、恶心、呕吐等不良反应,可诱发或加剧消化道溃疡。冠心病、胃炎和胃、十二指肠溃疡患者慎用。

2. 学生分组讨论及汇报

(1) 用药指导:____。

(2) 处理措施:____。

3. 小组汇报和小结

三、认识其他肾上腺素受体阻断药

目前临床常用的β受体阻断药已有几十余种。根据药物对β_1和β_2受体选择性的不同,可将β受体阻断药分为两大类。

第一大类:非选择性β受体阻断药 本类药物对β_1和β_2受体的选择性不高,具有类似程度的阻断作用,如普萘洛尔、吲哚洛尔、阿普洛尔、氧烯洛尔、索他洛尔、噻吗洛尔和纳多洛尔等。

第二大类:选择性β受体阻断药 本类药物对β_1受体具有选择性阻断作用,而对β_2受体的阻断作用很弱或几乎无作用。实验证明,美托洛尔对β_1受体的选择性比普萘洛尔大10～20倍,阿替洛尔和醋丁洛尔比普萘洛尔大2～3倍。

【药理作用】(图2-4-1)

(1) β受体阻断作用:通过阻断β受体,可抑制心脏功能、降低血压、抑制代谢及收缩支气管。

(2) 内在拟交感活性:有些β受体阻断药尚有一定程度的激动β受体的作用,即为内在拟交感活性。其引起的β受体激动效应往往被β受体阻断效应所掩盖,不易表现出来。如实验动物,预先应用利血平将体内儿茶酚胺耗竭,使药物的β受体阻断作用无从发挥,这时再用内在拟交感活性的β受体阻断药,其β受体激动作用便可表现出来而使心率加快、心排血量增加。在体内有儿茶酚胺存在的条件下,则阻断β受体而对抗儿茶酚胺的β型作用。具有内在拟交感活性的β受体阻断药引起的心脏抑制,往往比不具有内在拟交感活性的β受体阻断药为弱。

(3) 膜稳定作用:有些β受体阻断药尚具有麻醉作用和奎尼丁样作用。这两种作用都是由于稳定细胞膜,使细胞膜对阳离子的通透性降低所致,故称膜稳定作用。

(4) 代谢抑制作用:脂肪的分解可能与β(β_1、β_3)受体激动有关,β受体阻断药可抑制儿茶酚胺和拟肾上腺素药引起的脂肪分解,降低游离脂肪酸含量。糖原分解和α及β_2受体有关,普萘洛尔对正常人的血糖无影响,但可抑制肾上腺素引起的高血糖反应,抑制心肌和骨骼肌的糖原分解,尚可延缓用胰岛素后血糖水平的恢复。

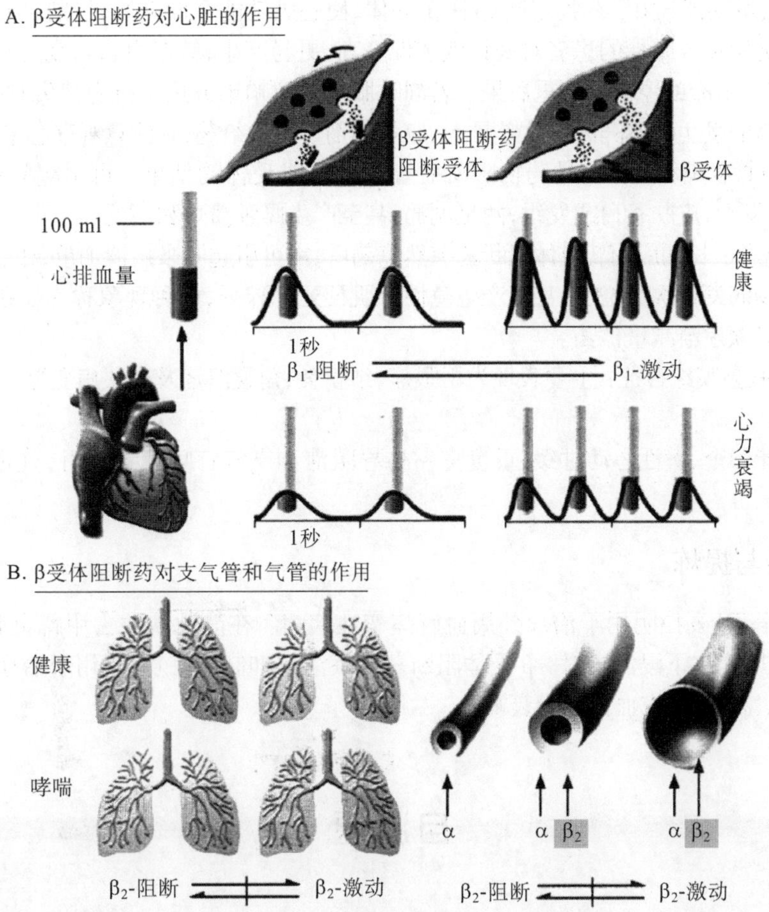

图 2-4-1　β受体阻断药的主要作用

【临床应用】

(1) 心律失常：β受体阻断药对多种原因引起的室上性和室性心律失常有效，尤其对运动或情绪紧张、激动所致的心律失常或因心肌缺血、强心苷中毒引起的心律失常疗效较佳。

(2) 心绞痛：β受体阻断药对冠心病具有良好的疗效，使心绞痛发作减少和运动耐量改善。早期应用普萘洛尔、美托洛尔和噻吗洛尔等可降低心肌梗死后的复发率和猝死率。

(3) 高血压：普萘洛尔、阿替洛尔和美托洛尔等均可有效地控制慢性高血压，患者耐受良好。可单独使用，亦可和利尿剂或血管扩张药配伍使用，能提高降压疗效，并减轻血管扩张药引起的心率加快，心排血量增加及水潴留等不良反应。

(4) 其他：噻吗洛尔使房水生成减少，降低眼内压，用于治疗原发性开角型青光眼。临床上近年尚有应用普萘洛尔治疗甲状腺功能亢进、偏头痛和酒精中毒。

【不良反应】

(1) 加剧支气管哮喘：药物阻断支气管平滑肌的 β_2 受体的结果，故伴有支气管哮喘患者禁用非选择性β受体阻断药如普萘洛尔等。选择性 β_1 受体阻断药美托洛尔、阿替洛尔以及具有内在拟交感活性的吲哚洛尔、阿普洛尔等药物对支气管平滑肌的作用较弱，一般不引起上述反应，但这些药物的选择性往往是相对的，故对哮喘患者仍可能引起呼吸困难等症状，亦应慎用。

(2) 抑制心脏功能：由于药物阻断心脏 β_1 受体，使心脏功能全面抑制，特别是心功能不全、窦性心动过缓和房室传导阻滞的患者对药物敏感性增高，更易产生，甚至引起重度心功能不全、肺水肿、房室传导完全阻滞或停搏的严重后果。若同时服用维拉帕米或用于抗心律失常时应特别注意缓慢型心律失常的发生。本药因个体差异大，应从小剂量开始给药，并注意观察心率变化。

(3) 外周血管收缩和痉挛：是药物阻断血管平滑肌 β_2 受体的结果。可引起间歇跛行或雷诺病，表现为四肢发冷，皮肤苍白或发绀，两足剧痛，甚至产生脚趾溃烂和坏死。

(4) 反跳现象：长期应用 β 受体阻断药突然停药后，常可引起原来病情加重，如血压上升，严重心律失常或心绞痛发作次数增加，甚至产生急性心肌梗死和猝死，此种现象称为反跳现象。此外，在病情控制后必须逐渐减量停药。

(5) 眼-皮肤黏膜综合征：主要表现为干眼症、结膜炎、角膜溃疡及皮肤病变等。

【禁忌证】

严重心功能不全、窦性心动过缓、重度房室传导阻滞和支气管哮喘者禁用。心肌梗死及肝功能不全者慎用。

四、总结与提炼

α 受体阻断药酚妥拉明用于治疗外周血管痉挛性疾病。在静脉滴注去甲肾上腺素发生外漏时，可用酚妥拉明作皮下浸润注射。β 受体阻断药普萘洛尔抑制心脏功能，用于治疗心律失常、心绞痛、心肌梗死、高血压、充血性心力衰竭。

自测题

[A_1 型题]

1. 当人体注射某一药物后，临床上出现流涎、瞳孔缩小、腹痛、血压下降，最有可能的药物是(　　)。
   A. α 受体激动剂　　B. β 受体激动剂
   C. M 受体激动剂　　D. N 受体激动剂
2. N_2 受体阻断产生的效应是(　　)
   A. 骨骼肌松弛　　B. 血管扩张
   C. 内脏平滑肌松弛　　D. 支气管平滑肌松弛
3. β_1 受体阻断产生的效应是(　　)
   A. 心肌收缩力减弱　　B. 血管扩张
   C. 内脏平滑肌松弛　　D. 支气管平滑肌松弛
4. 引起心肌细胞兴奋的是(　　)受体。
   A. β_1　　B. β_2　　C. α　　D. M
5. 引起支气管平滑肌收缩的是(　　)受体。
   A. β_1　　B. β_2　　C. α　　D. M
6. 使腺体分泌增加的是(　　)受体。
   A. β_1　　B. β_2　　C. α　　D. M

7. 使血管扩张的是(　　)受体。
A. β_1　B. β_2　C. α_1　D. α_2
8. 药物与受体结合后,可激动受体,也可阻断受体,主要取决于药物(　　)。
A. 作用强度　B. 剂量大小
C. 是否有亲和力　D. 是否有内在活性
9. 直接兴奋M受体的药物是(　　)
A. 毛果芸香碱　B. 新斯的明　C. 毒扁豆碱　D. 阿托品
10. 毛果芸香碱对眼睛的作用是(　　)
A. 缩瞳、降低眼压、调节痉挛　B. 缩瞳、降低眼压、调节麻痹
C. 缩瞳、升高眼压、调节痉挛　D. 缩瞳、升高眼压、调节麻痹
11. 毛果芸香碱滴眼后对视力的影响是(　　)
A. 视近物清楚,视远物模糊　B. 视近物模糊,视远物清楚
C. 视近物、远物都清楚　D. 视近物、远物都模糊
12. 毛果芸香碱的缩瞳作用是因为(　　)
A. 抑制胆碱酯酶活性　B. 阻断虹膜α受体
C. 兴奋虹膜M受体　D. 阻断虹膜M受体
13. 新斯的明作用最强的是(　　)
A. 增加腺体分泌　B. 缩瞳　C. 兴奋骨骼肌　D. 降低血压
14. 治疗重症肌无力应首选(　　)
A. 新斯的明　B. 毒扁豆碱　C. 毛果芸香碱　D. 阿托品
15. 毒扁豆碱可治疗(　　)
A. 重症肌无力　B. 青光眼
C. 尿潴留　D. 胃肠平滑肌痉挛
16. 毒扁豆碱可抑制(　　)
A. 胆碱酯酶　B. 磷酸二酯酶　C. 腺苷酸环化酶　D. 单胺氧化酶
17. 毛果芸香碱不应有的作用是(　　)
A. 兴奋腺体　B. 缩小瞳孔　C. 降低眼压　D. 兴奋骨骼肌
18. 阿托品解除平滑肌痉挛效果最好的是(　　)
A. 支气管平滑肌　B. 胆道平滑肌　C. 胃肠道平滑肌　D. 子宫平滑肌
19. 阿托品中毒时可用下列何药治疗(　　)
A. 毛果芸香碱　B. 酚妥拉明　C. 东莨菪碱　D. 后马托品
20. 阿托品对眼睛的作用是(　　)
A. 散瞳、升高眼内压、调节麻痹　B. 散瞳、降低眼内压、调节麻痹
C. 散瞳、升高眼内压、调节痉挛　D. 缩瞳、降低眼内压、调节麻痹
21. 肾绞痛或胆绞痛时可用何药治疗(　　)
A. 新斯的明　B. 哌替啶　C. 阿托品　D. B+C
22. 下列阿托品的作用哪项与阻断M受体无关(　　)
A. 松弛胃肠道平滑肌　B. 抑制腺体分泌
C. 兴奋心脏　D. 扩张血管,改善微循环
23. 青光眼患者禁用(　　)

A. 加兰他敏　B. 毒扁豆碱　C. 阿托品　D. 新斯的明

24. 东莨菪碱的作用特点是(　　)
A. 兴奋中枢,增加腺体分泌　B. 兴奋中枢,减少腺体分泌
C. 有镇静作用,减少腺体分泌　D. 有镇静作用,增加腺体分泌

25. 阿托品抗感染中毒性休克的主要原因是(　　)
A. 抗菌、抗毒素作用,消除休克的原因
B. 抗迷走神经,兴奋心脏,升高血压
C. 解除血管痉挛,改善微循环,增加重要脏器的血流量
D. 扩张支气管,缓解呼吸困难

26. 支气管哮喘急性发作时,应选用(　　)
A. 异丙肾上腺素　B. 麻黄碱　C. 普萘洛尔　D. 新斯的明

27. 青霉素过敏性休克时,首选何药抢救(　　)
A. 多巴胺　B. 去甲肾上腺素
C. 肾上腺素　D. 异丙肾上腺素

28. 可翻转肾上腺素升压效应的药物是(　　)
A. 阿托品　B. 酚妥拉明　C. 甲氧胺
D. 美加明　E. 多巴胺

29. 氯丙嗪过量引起血压下降时,应选用(　　)
A. 肾上腺素　B. 去甲肾上腺素　C. 异丙肾上腺素　D. 多巴胺

30. 为了延长局麻药的局麻作用和减少不良反应,可加用(　　)
A. 肾上腺素　B. 异丙肾上腺素
C. 多巴胺　D. 去甲肾上腺素

31. 异丙肾上腺素治疗哮喘最常见的副作用是(　　)
A. 视力模糊　B. 心悸　C. 直立性低血压　D. 高血压

32. 肾上腺素对心脏的兴奋作用主要是兴奋(　　)受体。
A. α　B. M　C. β_1　D. β_2

33. 给酚妥拉明后,对肾上腺素升压作用的影响是(　　)
A. 不变　B. 减弱　C. 增强　D. 翻转

34. 能对抗去甲肾上腺素缩血管作用的药是(　　)
A. 酚妥拉明　B. 普萘洛尔　C. 多巴胺　D. 阿托品

35. 酚妥拉明扩张血管的作用是由于(　　)
A. 兴奋α受体　B. 兴奋β受体　C. 兴奋多巴胺受体　D. 阻断α受体

36. 对尿量减少的休克患者最好选用(　　)
A. 麻黄碱　B. 多巴胺
C. 肾上腺素　D. 异丙肾上腺素

37. 预防支气管哮喘发作可选用(　　)
A. 肾上腺素　B. 异丙肾上腺素　C. 麻黄碱　D. 阿托品

38. 抢救心脏骤停可选用(　　)
A. 普萘洛尔　B. 肾上腺素　C. 麻黄碱　D. 阿托品

39. 下述何药可诱发或加重支气管哮喘(　　)

A. 肾上腺素 B. 普萘洛尔 C. 酚苄明 D. 酚妥拉明

40. 酚妥拉明过量引起的低血压,可以静滴( )

A. 肾上腺素 B. 去甲肾上腺素 C. 异丙肾上腺素 D. 多巴胺

41. 对肾上腺嗜铬细胞瘤的诊断性治疗可选用( )

A. 肾上腺素 B. 去甲肾上腺素 C. 异丙肾上腺素 D. 酚妥拉明

42. 对血管痉挛性疾病的治疗可选用( )

A. 阿托品 B. 酚妥拉明 C. 麻黄碱 D. 肾上腺素

(包辉英 周 焱)

第三章

中枢神经系统疾病用药

第一节

局部麻醉药

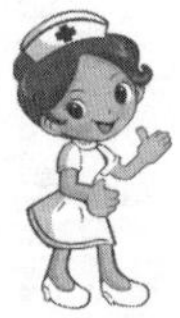

学习目标

- 正确辨认处方、选药、配药和给药。
- 正确评估和促进药物治疗的效果。
- 交代用药注意事项。
- 及时发现局麻药主要不良反应。
- 局麻药用药后出现不良反应的应急处理。

工作任务

患者，男性，7岁，左手掌外伤需切开取出异物，医师嘱采取普鲁卡因＋肾上腺素浸润麻醉的局麻方式。如果你是当班护士，现在请你来执行该医嘱，怎样做？

Rp

盐酸普鲁卡因注射液　20 ml×1支

0.1%肾上腺素　0.4 ml

用法：局部浸润麻醉

普鲁卡因　皮试(－)

局部麻醉药(local anesthetics)简称局麻药，能局部应用于神经末梢或神经干周围，暂时性阻断神经冲动的发生和传导，使患者在意识清醒而局部无痛状态下接受手术。常用局麻药根据结构可分为酯类局麻药和酰胺类局麻药。根据局麻作用持续时间可分为三类：短效局麻药、中效局麻药和长效局麻药。

一、分解工作任务

李某左手掌外伤需切开取出异物,医师嘱采取普鲁卡因(procaine)加用肾上腺素浸润麻醉的局麻方式。首先正确辨认处方,并从药箱里选择正确的药物,认识药物的商品名、通用名和英文名。而后查看药品说明书,获取药品相关信息,如规格、药品生产厂家、药品批号、有效期或失效期等。依据处方进行配药、给药,并评估药物局部麻醉效果,实施过程及时发现局麻药主要不良反应的症状,采取初步解决措施,减轻不适与损害。

二、执行工作任务

(一) 选药、配药及用药注意事项

1. 展示　盐酸普鲁卡因的实物与图片。

2. 介绍盐酸普鲁卡因的用药注意事项　①普鲁卡因可导致过敏反应,用药前询问过敏史。②用药前需做过敏试验。用0.25%普鲁卡因0.1 ml,前臂内侧皮内注射,20分钟观察结果。如果红晕直径超过1 cm即为阳性反应,禁用普鲁卡因。③0.25%普鲁卡因配制(取2%普鲁卡因0.1 ml加生理盐水0.7 ml即可)。④做过敏试验时,准备肾上腺素、糖皮质激素和抗组胺药等急救药品。

(二) 药物疗效的观察

1. 支撑知识

【药理作用】　普鲁卡因是最早人工合成并用于临床的酯类局麻药。该药麻醉效价强度低,起效较慢,作用时间较短。但毒性相对较小,无明显组织刺激性。亲脂性低,对黏膜的穿透力弱。

【临床应用】　一般不用于表面麻醉,常局部注射用于浸润麻醉、传导麻醉、蛛网膜下腔麻醉和硬膜外麻醉。与肾上腺素合用,可减慢其局部吸收,从而延长麻醉作用时间和减少吸收后产生的严重不良反应。普鲁卡因也可用于损伤部位的局部封闭。可引起过敏反应,故用药前应做皮肤过敏试验,但皮试阴性者仍可发生过敏反应。对本药过敏者可用利多卡因代替。

2. 学生分组讨论

(1) 普鲁卡因可用于表面麻醉吗?为什么?

(2) 患者普鲁卡因皮试阳性可用丁卡因吗?为什么?

(3) 普鲁卡因与肾上腺合用的目的是什么?

3. 小组汇报和小结

(三) 药物不良反应的观察和应急处理

情景与思考

患者,男性,28岁,龋齿病行拔牙术。在使用普鲁卡因神经阻滞麻醉时,患者突然出现胸闷、气促、面色苍白、嗜睡、肢体湿冷、意识丧失、脉搏细速,此时你的初步判断是什么?怎样进行护理流程?

1. 支撑知识

【不良反应】

(1) 毒性反应:当局麻药吸收入血后,浓度超过一定阈值,就发生药物毒性反应,严重者可致

死。引起局麻药毒性反应常见的原因：①一次用量超过患者的耐量；②误入血管内；③作用部位血供丰富，吸收增快；④患者因体质衰弱等原因，耐受力降低。

(2) 毒性反应的表现：以中枢神经系统和心血管系统最为重要。①轻者口舌发麻、耳鸣、多言、寒战、小抽搐、心率加快及血压上升。②严重者抽搐或惊厥，呼吸困难、缺氧，心率减慢及心脏停搏，救治不及时可导致死亡。

(3) 毒性反应的处理：第一步立即停药，吸氧。第二步酌情给药：①轻度毒性反应者地西泮静注，可预防和控制抽搐。②出现抽搐或惊厥者硫喷妥钠静注。③惊厥反复发作者琥珀胆碱静注后气管内插管，人工通气。④低血压者麻黄碱维持血压。⑤心率缓慢者用阿托品。

2. 学生分组进行讨论

(1) 初步判断：____。

(2) 护理流程：____。

3. 小组汇报和小结

三、认识其他局麻药(表 3-1-1)

表 3-1-1 其他局麻药的药理作用与临床应用

药物	化学结构	药理作用与临床应用
丁卡因 (tetracaine)	酯类	亲脂性高，穿透力强，局麻作用及毒性均比普鲁卡因强 10 倍。丁卡因常用作表面麻醉、蛛网膜下隙麻醉及硬膜外麻醉
利多卡因 (lidocaine)	酰胺类	与等剂量的普鲁卡因相比，利多卡因麻醉作用快、强而持久。可用于各种局部麻醉。主要用于传导麻醉和硬膜外麻醉，尤其用于对普鲁卡因过敏者
布比卡因 (bupivacaine)	酰胺类	其作用强度较利多卡因强 4～5 倍，安全范围大，无明显扩血管作用。为较安全的长效类局麻药。主要用于浸润麻醉、传导麻醉和硬膜外麻醉

四、总结与提炼

普鲁卡因穿透力弱，不用于表面麻醉；利多卡因有“全能局麻药”之称，但扩散力强，不用于腰麻；丁卡因毒性大，不用于浸润麻醉。在局麻药中加入少量的肾上腺素是为了减少局麻药的不良反应和延长其局麻作用时间。

第二节

镇静催眠药

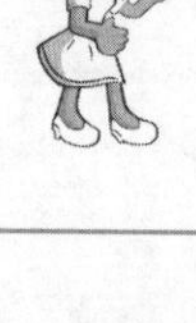

学习目标

- 正确辨认处方、选药、配药和给药。
- 交代用药注意事项。
- 正确评估和促进药物治疗效果。
- 及时发现镇静催眠药主要不良反应。
- 镇静催眠药用药后出现不良反应的应急处理。

工作任务

患者,女性,28岁,胫骨骨折因前期手法复位外固定不良,将于次日进行内固定手术,可患者表现出忧虑、紧张,难以入睡。此时,你刚好当班,请执行医嘱。

Rp

地西泮片 2.5 mg×2片

用法:5 mg,口服,睡前服用

镇静催眠药(sedative-hypnotics)是一类通过抑制中枢神经系统而达到缓解过度兴奋和引起近似生理性睡眠的药物。镇静催眠药小剂量时引起安静和嗜睡状态,表现为镇静作用,随着剂量加大,依次出现催眠、抗惊厥和麻醉作用。失眠在医院各科室住院患者中甚是多见,镇静催眠药的使用较为普遍,而且镇静催眠药还常用于癫痫和惊厥的控制以及麻醉前给药。如何正确地指导患者用药,对镇静催眠药的用药护理是护理工作人员应该掌握的一项技能。

一、分解工作任务

骨科手术前患者失眠,护士执行医嘱给予地西泮。首先在给药前需正确辨认处方,并从药箱里选择正确的药物,认识药物的商品名、通用名及英文名。而后查看药品说明书,获取药品相关信息,如规格、药品批号、有效期或失效期及药品生产厂家等。按照处方备药,并通过交谈对患者进行健康评估。接下来依据处方进行给药,并进行用药指导。给药后评估药物效果,在实施过程中,及时发现药物主要不良反应症状,采取初步解决措施,减轻不适与损害。

二、执行工作任务

(一) 选药、给药及用药注意事项

1. *展示* 地西泮(diazepam,安定)的实物和图片。

2. *介绍地西泮的用药注意事项* ①睡前用药2片(不可超量用药,老年患者减量),温开水口服。②该类药可能引起头晕和嗜睡,驾驶、仪器操作和高空作业时避免使用。③该类药物久服可发生依赖性和成瘾性。④静脉注射时速度宜慢,并监测呼吸和血压,不宜和其他药物或输液混合注射。⑤地西泮注射液水溶性较差,给药后可能有沉淀,所以在注入药后最好用少量生理盐水冲管。⑥与全麻药、抗精神病药和巴比妥类药合用会增强中枢抑制,注意减量慎用。

(二) 药物疗效的观察

1. *支撑知识*(图3-2-1)

【药理作用】

(1) 抗焦虑作用:小剂量地西泮即具有良好的抗焦虑作用,对各种原因引起的焦虑均有显著疗效,可消除焦虑患者的恐惧、紧张、忧虑和不安以及由焦虑而引起的失眠、心悸、出汗和震颤等症状。

(2) 镇静催眠作用:地西泮可明显缩短入睡时间,延长睡眠持续时间,减少觉醒次数,具有镇

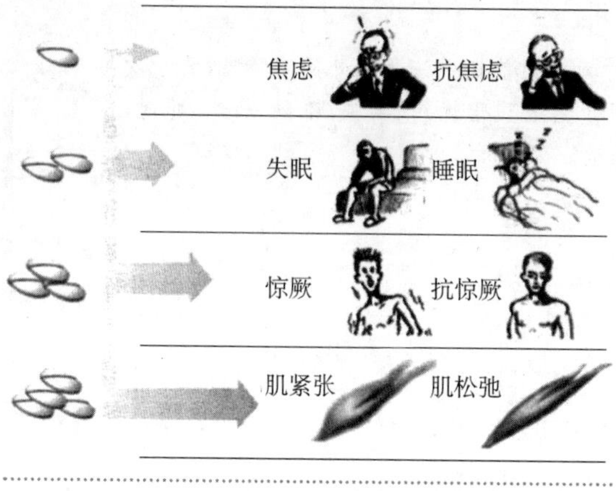

图 3-2-1 地西泮的药理作用和临床应用

静催眠作用。主要延长非快动眼睡眠的第 2 期,对快动眼睡眠的影响不明显,大剂量也不引起全身麻醉。作为镇静催眠药应用,近年来已替代巴比妥类药物,成为临床最常用的镇静催眠药,具有以下优点:①对呼吸影响小,治疗指数高,安全范围较大。②停药后出现反跳性快动眼睡眠时相的延长较巴比妥类轻。③因其对肝药酶几无诱导作用,不影响其他药物的代谢。④依赖性、停药后的戒断症状较轻。⑤嗜睡、运动失调等一般副作用较轻。

(3) 抗惊厥、抗癫痫作用:地西泮能对抗戊四唑、印防已毒素等引起的阵挛性惊厥,具有抑制癫痫病灶异常放电扩散的作用。

(4) 中枢性肌肉松弛作用:地西泮具有较强的中枢性肌肉松弛作用。

(5) 其他:一般剂量对正常人呼吸功能无影响,较大剂量可轻度抑制肺泡换气功能,有时可致呼吸性酸中毒;较大剂量尚可降低血压、减慢心率。

【临床应用】

(1) 焦虑:用于治疗焦虑症及各种原因引起的焦虑状态,间断性严重焦虑者应选用中、短效类药物,而持续性焦虑状态则应选用长效类药物。

(2) 失眠:用于镇静催眠。较大剂量地西泮还可致短暂性记忆缺失,可用于麻醉前给药,其镇静作用可减轻患者对手术的恐惧情绪,并减少麻醉药用量,减少不良反应而增强麻醉药的安全性。临床上常用于麻醉前给药、内窥镜检查前用药等。

(3) 惊厥:临床上用于治疗破伤风、子痫、小儿高热惊厥以及药物中毒性惊厥。癫痫持续状态时首选地西泮静脉注射给药,能迅速缓解症状,疗效显著。

(4) 肌紧张:用于治疗脑血管意外、脊髓损伤等引起的中枢性肌肉强直,还能缓解关节局部病变、腰肌劳损和内窥镜检查等所引起的肌肉痉挛。

> **拓展视野**
>
> **生理性睡眠的分期及特点**
>
> 正常生理性睡眠根据脑电图及眼球活动变化特点,可分为非快动眼睡眠(non rapid eye movement, NREM)及快动眼睡眠(rapid eye movement, REM)时相。其中 NREM 时相可促进体力的恢复,梦境多发生于 REM 时相。睡眠时两者相互交替进行,一昼夜约循环 4～6 次,REM 约占整个睡眠的 25%。应用镇静催眠药引起近似生理性的睡眠,一般现有的镇静催眠药引起的睡眠均可不同程度地缩短 REM,停药后则出现 REM“反跳性”延长,引起多梦、恶梦等,易导致对药物的依赖性和成瘾性。

2. 学生分组讨论

(1) 案例中患者应用地西泮的依据是什么?

(2) 重症肌无力的患者失眠能否用地西泮?为什么?

3. 小组汇报和小结

(三) 药物不良反应的观察和应急处理

情景与思考

骨科，兰某，胫骨骨折行内固定手术，术后4小时后予以镇痛药缓解伤口疼痛，但患者精神抑郁仍旧难以入睡，要求给予镇静安眠药。作为护士你如何处理？

1. 支撑知识

【不良反应】

(1) 后遗效应(宿醉反应)：治疗量连续应用可出现头昏、嗜睡、乏力等反应；大剂量导致共济失调，认知和精神运动损害，故驾驶员等机械操作人员禁用。

(2) 依赖性：长期用药可形成耐受性及依赖性(尤其与乙醇合用)，突然停药可出现失眠反弹和戒断症状(失眠、焦虑、激动和震颤等)。

(3) 呼吸及循环抑制：静脉注射过快时，对呼吸系统和心血管系统有抑制作用，同其他中枢抑制药(吗啡和乙醇)合用显著增强毒性。

(4) 其他：致畸性，临产前服用大量地西泮可引起新生儿肌张力降低、低体温及呼吸轻度抑制。故妊娠早期禁用，产前和哺乳期慎用。

(5) 妊娠和肝功能不全者忌用。

2. 学生分组讨论

(1) 该患者用药后为什么仍难以入睡？

(2) 如何处理？

3. 小组汇报和小结

三、认识其他镇静催眠药(表3-2-1)

表3-2-1　巴比妥类药物分类及临床特点

分类	药物	显效时间(h)	作用持续时间(h)	消除方式	主要用途
长效	巴比妥(barbital)	0.5～1	8～12	主要自肾脏排泄，部分经肝脏代谢	镇静、催眠、抗癫痫和抗惊厥
	苯巴比妥(phenobarbital)	0.5～1	6～8	部分自肾脏排泄，部分经肝脏代谢	
中效	戊巴比妥(pentobarbital)	0.25～0.5	3～6	主要经肝脏代谢	镇静、催眠和抗惊厥
	异戊巴比妥(amobarbital)	0.25～0.5	3～6	主要经肝脏代谢	

（续表）

分类	药物	显效时间(h)	作用持续时间(h)	消除方式	主要用途
短效	司可巴比妥(secobarbital)	0.25	2～3	主要经肝脏代谢	镇静、催眠和抗惊厥
超短效	硫喷妥(thiopental)	静脉注射，立即显效	0.25	经肝脏代谢	静脉麻醉

1. 学生分组讨论

(1) 失眠症的治疗首选用哪种药物？为什么？

(2) 在以下不同情况下选用哪个巴比妥类药物，如何使用？

A. 儿科某高热患儿出现意识模糊、两眼上翻、全身抽搐。

B. 急诊科接诊一位癫痫持续发作的患者。

C. 手术室接受手术的患者。

D. 内镜检查室，某患者合作不良，检查进行不成功。

2. 小组汇报和总结

四、总结与提炼

地西泮具有抗焦虑、镇静催眠、抗惊厥、抗癫痫、中枢性肌松作用。急性中毒时可用氟马西尼拮抗。巴比妥类目前主要用于抗惊厥、抗癫痫及麻醉和麻醉前给药，急性中毒时可用碳酸氢钠碱化体液和尿液，促进药物排出。

第三节

抗 癫 痫 药

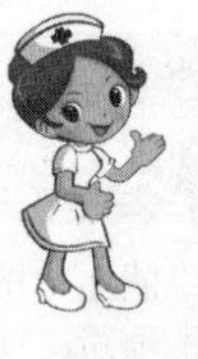

学习目标

- 正确辨认处方、选药、配药和给药。
- 正确评估和促进药物治疗效果。
- 交代用药注意事项。
- 及时发现抗癫痫药主要不良反应。
- 用药后出现不良反应的应急处理。

工作任务

患者，男性，30岁，因突然跌倒、两眼上翻，牙关紧闭、口吐白沫，全身抽搐，意识丧失，呼其不应，家属送入院，诊断为：癫痫强直-阵挛发作。请执行医嘱。

Rp

苯妥英钠片　50 mg×100 片

用法：100 mg，口服，一日 2 次

癫痫是大脑局部神经异常高频放电并向周围正常组织扩散所引起的反复发作的慢性脑疾患，表现为突然发作、短暂的运动、感觉功能或精神异常，并伴有异常脑电图。临床上根据癫痫发作时的症状不同，分为局限性发作和全身性发作两大类型。目前癫痫的治疗仍以药物为主，分预防性治疗和发作性治疗，预防性治疗的目的是减少发作次数，发作性治疗的目的是控制症状，使患者恢复正常。

一、分解工作任务

癫痫患者，医师嘱给予苯妥英钠。首先正确辨认处方，并从药箱里选择正确的药物，认识药物的商品名、通用名和英文名。而后查看药品说明书，获取药品相关信息，如规格、药品生产厂家、药品批号、有效期或失效期等。依据处方进行给药，并评估药物效果，实施过程及时发现药物主要不良反应症状，采取初步解决措施，减轻不适与损害。

二、执行工作任务

（一）选药、给药及用药注意事项

1. *展示*　苯妥英钠(phenytoin sodium)的实物和图片。

2. *介绍苯妥英钠的用药注意事项*　①苯妥英钠为强碱性。口服胃肠反应可致恶心、呕吐、上腹疼痛，宜饭后服用。坐位温水顿服。口服吸收慢而不规则，剂量个体化。②不能肌注和静滴。静脉注射时选大静脉，防静脉炎，不能外漏。速度宜慢，<5 mg/min，并检测呼吸和血压，不宜和其他药物或输液混合注射。③该药为肝药酶诱导剂，能降低多种药物的药效。卡马西平、苯巴比妥能降低该药浓度，保泰松能增加该药的浓度。

（二）药物疗效的观察

1. *支撑知识*

【药理作用】　治疗量的苯妥英钠对中枢神经系统无镇静、催眠作用时，即可发挥抗癫痫作用。但其仅能阻止异常放电向周围脑组织的扩散，而不能抑制癫痫病灶异常放电的产生。苯妥英钠具有细胞膜稳定作用，可降低细胞膜对 Na^+ 和 Ca^{2+} 的通透性，从而抑制 Na^+ 和 Ca^{2+} 的内流，导致细胞膜的兴奋性降低。

【临床应用】(图 3-3-1)

(1) 癫痫：苯妥英钠是治疗癫痫大发作和部分性局限发作的首选药。亦可用于精神运动性发作，但对小发作(失神发作)无效。

(2) 外周神经痛：苯妥英钠可用于三叉神经痛、舌咽神经痛等的治疗，可减轻疼痛，减少发作次数。

(3) 心律失常：对强心苷中毒所致室性心律失常的疗效较好，为首选药。

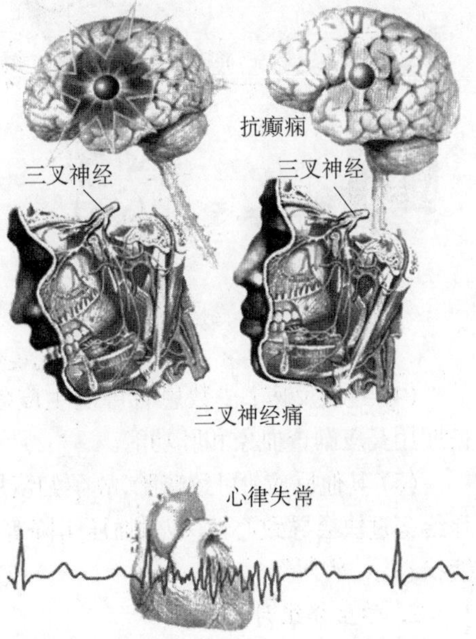

图 3-3-1　苯妥英钠的临床应用

2. *学生分组进行讨论*

下面几种情况使用苯妥英钠是否合理？

A. 常突然停止原来的活动，手中所持之物坠地，双目直视，呼之不应，诊断为癫痫小发作。

B. 三叉神经痛的更年期妇女。

C. 某患儿高热不退，出现全身抽搐，意识模糊。

D. 强心苷中毒所致室性心律失常的急症患者。

3. 小组汇报和小结

（三）药物不良反应的观察和应急处理

情景与思考

患者，男性，30岁，癫痫大发作患者，连续服用苯巴比妥2周，给药后恶心，上腹不适，牙龈增生，有眩晕感。连续服用苯巴比妥1个月后擅自停药，突发两眼上翻，牙关紧闭、口吐白沫，全身抽搐，意识丧失，呼其不应，持续抽搐有5分钟，出现呼吸微弱、发绀。请作出初步判断，作为护士你如何处理？此外还需注意哪些方面？

1. 支撑知识

【不良反应】(图3-3-2)

(1) 局部刺激性：苯妥英钠对胃肠道有直接刺激作用，口服引起食欲减退、恶心、呕吐和腹痛等胃肠道症状，餐后服用可减轻；静脉注射可引起静脉炎。

(2) 急性毒性反应：苯妥英钠过量引起的急性中毒可表现为眼球震颤、复视及共济失调等，甚至出现语言障碍、精神错乱以及昏睡和昏迷等。

(3) 慢性毒性反应：长期应用能引起齿龈增生，发生率约20%，多发生于儿童及青少年，一般不影响继续用药，注意口腔卫生以及经常按摩齿龈可适当减轻。多于停药3～6月后自行消退。长期用药还可导致叶酸缺乏，引起巨幼红细胞性贫血，可用甲酰四氢叶酸治疗。因其能诱导肝药酶，加速维生素D的代谢，长期应用后可使儿童患者发生佝偻病样的改变，成年患者可见骨软化症。

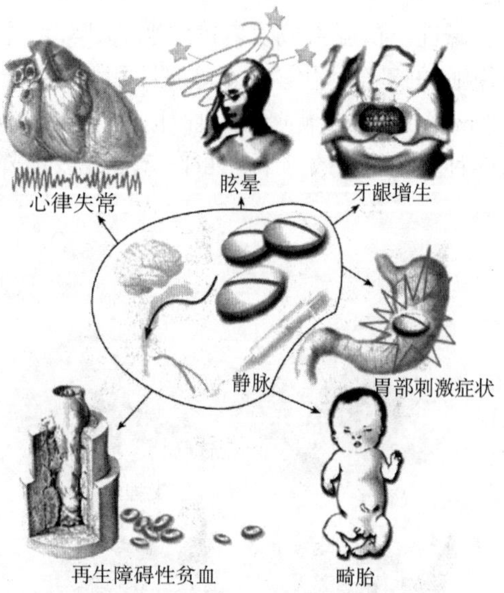

图3-3-2 苯妥英钠的不良反应

(4) 过敏反应：少数患者可发生皮疹、粒细胞缺乏、血小板减少、再生障碍性贫血及肝坏死。长期用药应勤查血象和肝功能。

(5) 其他反应：可致畸胎，故孕妇慎用。偶见女性多毛症、男性乳房增大和淋巴结肿大等。静脉给药过快会导致心律失常、血压下降等心血管功能的抑制。久用骤停可诱发癫痫发作或癫痫持续状态。

2. 学生分组讨论

(1) 初步判断为______________________________。

(2) 处理：______________________________。

(3) 注意事项：______________________________。

3. 小组汇报和小结

三、认识其他镇静催眠药(表 3-3-1)

表 3-3-1 其他抗癫痫药物的分类及临床特点

药物	临床应用	不良反应
卡马西平(carbamazepine)	对各种类型的癫痫均有效，为广谱抗癫痫药物，对复合性局限性发作(如精神运动性发作)疗效较好，对大发作也有效，对小发作(失神性发作)效果较差。卡马西平对中枢疼痛综合征疗效较好。亦可用于治疗锂盐无效的躁狂症者	眩晕、视力模糊、恶心、呕吐等，少数患者可出现共济失调、手指震颤、皮疹以及粒细胞和血小板减少等。偶见再生障碍性贫血
丙戊酸钠(sodium valproate)	广谱抗癫痫药，对各种类型的癫痫均有一定疗效。临床上对大发作的疗效不及苯妥英钠和苯巴比妥，对小发作疗效优于乙琥胺，但因其具有肝脏毒性，一般不作首选药应用	不良反应较轻，常见的有恶心、呕吐和食欲减退等胃肠道反应，亦可见嗜睡乏力、精神不集中、不安和震颤等中枢神经系统的反应。严重的毒性反应为肝功能损害，发生率约为 25%
乙琥胺(ethosuximide)	治疗小发作(失神性发作)，为防治小发作的首选药，对其他类型癫痫无效	常见胃肠道反应、中枢神经系统症状(如头痛、头晕、困倦、嗜睡及欣快等)。对原有精神病史者可引起精神行为的异常
苯巴比妥(phenobarbital)	防治癫痫大发作及治疗癫痫持续状态。对单纯性局限发作及精神运动性发作亦有效，但对小发作、婴儿痉挛效果差	中枢抑制作用明显
扑米酮(primidone)	对大发作及局限性发作疗效较好，与苯妥英钠和卡马西平合用具有协同作用。临床仅用于其他药物不能控制的患者	严重肝、肾功能不全者禁用
氯硝西泮(clonazepam，氯硝安定)	临床用于治疗癫痫小发作等各种类型的癫痫，静脉注射也可治疗癫痫持续状态。对肌阵挛性发作和婴儿痉挛也有效	常见的有嗜睡、头晕、运动失调、眼球震颤、视力模糊以及儿童行为异常等。亦可见厌食、恶心、呕吐及支气管和唾液腺分泌增加。久服骤停可增加癫痫发作，甚至诱发癫痫持续状态

四、总结与提炼

苯妥英钠是治疗癫痫大发作的首选药，还可用于三叉神经痛和室性心律失常，但对小发作无效。不良反应多，应用时需监测血药浓度。卡马西平为精神运动性发作首选。乙琥胺为小发作首选药。癫痫持续状态首选地西泮静脉注射。

第四节

解热镇痛抗炎药

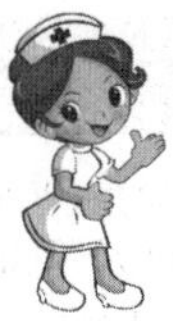

学习目标

- 正确辨认处方、选药、配药和给药。
- 正确评估和促进药物治疗效果。
- 交代用药注意事项。
- 及时发现解热镇痛抗炎药的主要不良反应。
- 用药后出现不良反应的应急处理。
- 了解发热患者的相关治疗措施,提高护理能力。

工作任务

患者,男性,11 岁,感冒发热后,扁桃体肿大、双侧膝关节疼痛。诊断为:急性风湿热。此时,你刚好当班,请执行医嘱。

Rp

肠溶阿司匹林胶囊　0.5 g×30 片

用法:1 g,一日 4 次,饭后服用

解热镇痛抗炎药(antipyretic-analgesic and anti-inflammatory drugs)是一类具有解热、镇痛,大多数还有较强抗炎、抗风湿作用的药物。鉴于其抗炎作用与糖皮质激素不同,故将这类药又称为非甾体抗炎药(non-steroidal anti-inflammatory drug, NSAID)。它们在化学结构上虽属不同类别,但都可抑制体内前列腺素(prostaglandin, PG)的生物合成。阿司匹林(aspirin,亦称乙酰水杨酸)是这类药物的代表。

一、分解工作任务

急性风湿热患儿,医师给予患儿阿司匹林。首先正确辨认处方,并从药箱里选择正确的药物,认识药物的商品名、通用名和英文名。然后查看药品说明书,获取药品相关信息,如规格、药品生产厂家、药品批号、有效期或失效期等。依据处方进行给药,并评估药物效果,实施过程及时发现药物主要不良反应的症状,采取初步解决措施,减轻不适与损害。

二、执行工作任务

(一) 选药、给药及用药注意事项

1. *展示*　阿司匹林的实物和图片。

2. *介绍阿司匹林的用药注意事项*　①给药前,一看二嗅,判断是否潮解,如果有醋酸味,不宜用。②饮酒后不宜用,因为会加剧胃黏膜屏障损伤,从而导致胃出血。③禁忌证:消化道溃疡、出血患者禁用,严重肝损害、低凝血酶原血症、维生素 K 缺乏和血友病患者禁用,哮喘病史的患者禁用。10 岁以下患病毒感染的儿童忌用本药。孕妇及哺乳期妇女禁用。④与双香豆素合用,可增强后者抗凝作用。与甲苯磺丁脲合用可增强后者的降糖作用。

（二）药物疗效的观察

1. 支撑知识

【药理作用】

(1) 解热镇痛及抗炎抗风湿：阿司匹林能降低发热者的体温，而对正常人的体温几乎无影响。通过抑制中枢前列腺素(PG)合成，增加散热而发挥解热作用。阿司匹林有中等程度镇痛作用，其镇痛作用部位主要在外周。阿司匹林可抑制炎症时PG的合成，消除PG的致痛作用及痛觉增敏作用而发挥镇痛效应。不产生欣快感与成瘾性，也不抑制呼吸。阿司匹林也可以通过抑制PG的合成和释放，发挥抗炎抗风湿作用。

(2) 抑制血小板聚集：阿司匹林低浓度时可抑制血小板中血栓素 A_2(TXA_2)的生成而抗血小板聚集及抗血栓形成。但在高浓度时，可促进血栓形成。采用小剂量阿司匹林(50～100 mg)可防止血栓形成。

【临床应用】　常用于头痛、牙痛、肌肉痛、神经痛、痛经及感冒发热等；抗炎抗风湿作用也较强，可使急性风湿热患者用药后24～48 h内退热，关节红、肿及剧痛也明显缓解。由于控制急性风湿热的疗效迅速而确实，故也可用于鉴别诊断。对类风湿性关节炎也可迅速镇痛，消退关节炎症，减轻关节损伤，目前仍是首选药。用于抗风湿治疗时最好用至最大耐受剂量，一般成人每日3～5 g，分4次于饭后服。治疗缺血性心脏病包括稳定型、不稳定型心绞痛及进展性心肌梗死患者能降低病死率及再梗死率。

2. 学生分组讨论

(1) 风湿性关节炎和类风湿性关节炎患者给予阿司匹林后如何判断疗效？

(2) 阿司匹林可治疗哪些疼痛？此类药物与中枢镇痛药相比较有什么优点？

(3) 哪类患者应该终身应用小剂量阿司匹林？

(4) 胆道蛔虫病患者为什么可以用阿司匹林？

3. 小组汇报和小结

（三）药物不良反应的观察和应急处理

情景与思考

案例一　患者，女性，46岁，膝关节红、肿、热、痛、压痛及活动受限1周，经诊断为风湿性关节炎，服用阿司匹林2周后，患者主诉服药后上腹部不适，而且漱口后有牙龈出血。作为护士你如何处理？

案例二　患者，男性，28岁，感冒发热，服用阿司匹林0.3 g后，突发哮喘。此时你的初步判断如何，如何处理？

案例三　患者，男性，38岁，4小时前与家人争吵后服用阿司匹林100片，半小时前被家人发现，出现呕血、呼吸困难、急送入院，途中出现昏迷。此时你的初步判断是什么？如何处理？

1. 支撑知识

【不良反应】

(1) 胃肠道反应：最常见。口服可直接刺激胃黏膜，引起上腹不适、恶心和呕吐。较大剂量则刺激延髓催吐化学感应区可致恶心和呕吐。长期服用(抗风湿治疗)可引起胃溃疡及不易察觉的胃出血，原先有溃疡病史患者症状加重。饭后服药，将药片嚼碎，同服抗酸药如碳酸钙，或服用肠溶片可减轻或避免以上反应。内源性PG对胃黏膜有保护作用，如将前列腺素 E_2(PGE_2)与阿司匹林同服,可减少后者引起的胃出血,其疗效与 PGE_2 的剂量成比例,提示阿司匹林致溃疡可能与它抑制胃黏膜合成 PG 有关。胃溃疡患者禁用。

(2) 过敏反应:偶见皮疹、荨麻疹、血管神经性水肿和过敏性休克。某些哮喘患者服用阿司匹林或其他解热镇痛药后可诱发哮喘,称为“阿司匹林哮喘”。

(3) 凝血障碍:一般剂量阿司匹林可抑制血小板聚集,延长出血时间。大剂量(5 g/d 以上)或长期服用,还能抑制凝血酶原形成,延长凝血酶原时间,维生素 K 可以预防。严重肝损害、低凝血酶原血症、维生素 K 缺乏等均应避免服用阿司匹林。术前一周应停用。

(4) 水杨酸反应:阿司匹林剂量过大(5 g/d 以上)时,可出现头痛、眩晕、恶心、呕吐、耳鸣、视听力减退,总称为水杨酸反应,是水杨酸类中毒的表现。

(5) Reye 综合征:据国外报道患病毒性感染伴有发热的儿童或青年服用阿司匹林后有发生 Reye 综合征的危险,表现为严重肝损伤合并脑病,虽少见,但可致死,儿童或青年慎用。

2. 学生分组讨论

(1) 原因为____。

(2) 处理:____。

3. 小组汇报和小结

三、认识其他解热镇静药(表 3-4-1)

表 3-4-1 其他解热镇痛抗炎药的分类和临床特点

药物	药理作用与临床应用	不良反应
对乙酰氨基酚(acetaminophen,扑热息痛)	解热作用与阿司匹林相似,但无明显的抗炎和抗风湿作用。主要用于退热和镇痛	短期使用不良反应轻,常见恶心和呕吐,偶见皮疹和药疹等过敏反应。过量中毒可引起肝损害
吲哚美辛(indomethacin,消炎痛)	仅用于其他药物不能耐受或疗效不显著的患者。对关节强直性脊椎炎、骨关节炎也有效;对癌性发热及其他不易控制的发热患者常能见效	0~50%患者用治疗量吲哚美辛后发生不良反应,包括胃肠道、中枢神经系统、造血系统不良反应和过敏反应
布洛芬(ibuprofen) 萘普生(naproxen)	明显抗炎、解热、镇痛作用。广泛应用于治疗类风湿关节炎和骨关节炎	胃肠道反应是最常见的不良反应,主要有恶心和上腹部不适
双氯芬酸(diclofenac)	常用于类风湿关节炎、风湿性关节炎、骨关节炎、手术后疼痛和痛经等治疗	不良反应除与阿司匹林相似外,偶见肝功能异常和白细胞减少
保泰松(phenylbutazone)	主要用于风湿性及类风湿性关节炎、强直性脊柱炎	由于不良反应较多,已少用
赛来昔布(celecoxib)	抗炎、镇痛和解热。用于风湿性、类风湿性关节炎和骨关节炎的治疗,也可用于手术后镇痛、牙痛和痛经	胃肠道不良反应、出血和溃疡发生率均较其他非选择性非甾体抗炎药低
尼美舒利(nimesulide)	具有抗炎、镇痛和解热作用。常用于类风湿性关节炎和骨关节炎、腰痛、腿痛、牙痛、痛经的治疗	胃肠道不良反应少而轻微

四、总结与提炼

解热镇痛抗炎药的共同作用是解热、镇痛、抗炎、抗风湿(除对乙酰氨基酚)。主要用于感冒发热、头痛、神经痛、肌肉痛和各种关节炎。主要不良反应是胃肠道反应。小剂量的阿司匹林还能防治血栓的形成。

第五节

中枢镇痛药

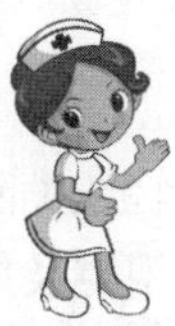

学习目标

- 正确辨认处方、选药、配药和给药。
- 正确评估和促进药物治疗效果。
- 交代用药注意事项。
- 及时发现镇痛药主要不良反应。
- 镇痛药用药后出现不良反应的应急处理。
- 了解和自觉遵守有关特殊药品的管理法律法规。

工作任务

患者,男性,30岁,主诉突发腰部如刀割样绞痛,向下腹部、外阴部和大腿内侧放射,肾区叩击痛,伴有面色苍白,出冷汗,脉搏快而弱,血压下降。诊断为肾结石。用盐酸吗啡镇痛治疗,请执行处方。

Rp

盐酸吗啡注射液　5 mg×1 支

用法:5 mg,静脉注射,立即

疼痛是一种因组织损伤或潜在的组织损伤而产生的痛苦感觉,常伴有不愉快的情绪或心血管和呼吸方面的变化。按痛觉冲动的发生部位,疼痛可分为躯体痛、内脏痛和神经痛三种类型。广义的缓解疼痛的药物包括阿片类镇痛药、解热镇痛药、局部麻醉药、某些抗抑郁药和对某些特殊疼痛状态有效的药物,如卡马西平治疗神经痛等。本节所介绍的镇痛药是指作用于中枢神经系统特定部位,在不影响患者意识状态下选择性地解除或减轻疼痛,同时缓解疼痛引起的不愉快情绪的药物。

一、分解工作任务

肾结石患者出现疼痛性休克,医师嘱给予吗啡。首先正确辨认处方,并从药箱里选择正确的药物,认识药物的商品名、通用名和英文名。而后查看药品说明书,获取药品相关信息,如规格、药品生产厂家、药品批号和有效期或失效期等。依据处方进行给药,并评估药物效果,实施过程及时发现药物主要不良反应的症状,采取初步解决措施,减轻不适与损害。

二、执行工作任务

（一）选药、给药及用药注意事项

1. *展示*　吗啡(morphin)图片。

2. *介绍吗啡的用药注意事项*　①口服吸收快，但首过消除明显，生物利用度低。②可皮下注射、肌注和静脉注射，以及硬膜外和椎管内注射，可制成止痛泵，定时定量缓慢给药。③与全麻药、抗精神病药或巴比妥类药合用会增强中枢抑制，注意减量慎用。④医护人员在管理使用吗啡、哌替啶的同时必须严格遵守《麻醉药品和精神药品管理条例》，把好管理关。用药完毕后，安瓿瓶需专门保留回收。

（二）药物疗效的观察

1. *支撑知识*

【药理作用】

(1) 中枢神经系统

1) 镇痛、镇静作用：吗啡具有强大的选择性镇痛作用。皮下注射 5～10 mg 能明显减轻或消除各种疼痛；对慢性、持续性钝痛的疗效优于急性、间断性的锐痛；镇痛的同时对意识、听觉、视觉及触觉等其他感觉无明显影响；具有镇静作用，能消除患者伴有的不愉快情绪反应；可引起欣快感；外界环境安静时尚可诱导入睡。

2) 抑制呼吸：治疗剂量的吗啡能使呼吸频率减慢，潮气量减小。产生机制是吗啡能明显降低呼吸中枢对 CO_2 的敏感性，抑制脑干呼吸中枢。

3) 镇咳作用：治疗量的吗啡可抑制咳嗽中枢，产生较强的镇咳作用。

4) 其他作用：吗啡具有缩瞳作用，也可导致恶心和呕吐等。

(2) 心血管系统：治疗量的吗啡能促进组胺释放和抑制血管运动中枢，扩张动脉和静脉，易致直立性低血压。此外，吗啡抑制呼吸可致体内 CO_2 潴留而使脑血管扩张，颅内压升高。

(3) 平滑肌：治疗量吗啡能产生止泻及致便秘作用。

(4) 其他：吗啡对机体细胞和体液免疫功能均有抑制作用，但长期给药可出现耐受性。

【临床应用】

(1) 镇痛：吗啡主要用于治疗其他镇痛药无效的疼痛，如严重创伤、骨折及晚期恶性肿瘤疼痛。对胆绞痛和肾绞痛等内脏绞痛需合用阿托品等 M 受体阻断药。吗啡因具有镇静、减轻疼痛及扩张外周血管的作用，可用于心肌梗死引起的心前区剧痛的治疗，但用药的前提是血压必须在正常水平。

(2) 心源性哮喘：心源性哮喘是急性左心衰竭引起的肺水肿，患者因肺换气功能降低出现呼吸困难、烦躁和有窒息感等症状(图 3-5-1)。

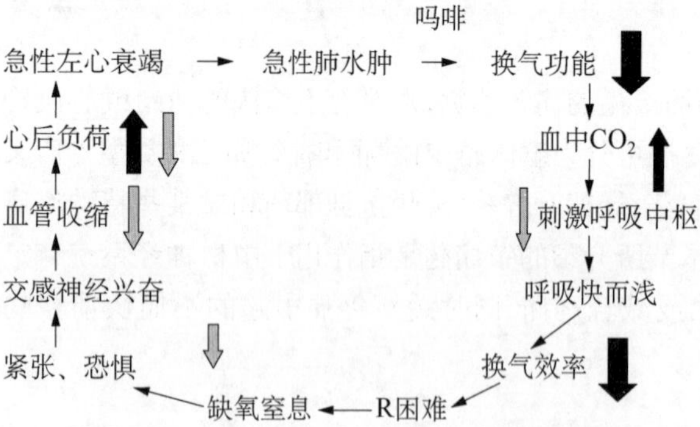

图 3-5-1　吗啡治疗心源性哮喘机制

（黑色箭头代表急性肺水肿各病理指标；红色箭头代表用药后指标）

(3) 止咳：吗啡止咳作用强大，但因成瘾性强，一般不作为镇咳药用于临床。

(4) 止泻：吗啡具有较强的止泻作用，临床可用含少量吗啡的阿片酊制成复方制剂用于治疗严重单纯性腹泻，如脂肪泻、恶性肿瘤引起的非感染性腹泻等。

2. 学生分组讨论

(1) 吗啡可治疗哪些疼痛？分娩止痛为什么不能用吗啡？

(2) 头痛、牙痛可以用吗啡止痛吗？

(3) 支气管哮喘可以用吗啡治疗吗？

3. 小组汇报和小结

(三) 药物不良反应的观察和应急处理

情景与思考

案例一　患者，男性，68 岁，患骨转移瘤，为缓解疼痛，给予吗啡每日二次。作为护士你需注意哪些方面的不良反应？

案例二　患者，男性，68 岁，患骨转移瘤，为缓解疼痛，家人私自加用吗啡缓释片 30 mg，每日二次(10:00;22:00)。患者出现幻视、幻听，沉睡时间延长，瞳孔缩小，呼吸变深慢，血压下降。对该情况进行初步判断并请制订紧急处理措施。

1. 支撑知识

【不良反应】

(1) 一般不良反应：治疗量的吗啡引起的一般不良反应可有嗜睡、眩晕、皮肤潮红、荨麻疹、上腹不适、恶心、呕吐、便秘、尿潴留、呼吸抑制、胆绞痛、直立性低血压及免疫抑制等。鼓励患者多食粗粮，多饮水，并可用些缓泻剂。

(2) 连续反复给药易产生耐受性和成瘾性：吗啡连续应用可出现耐受性。耐受性的产生迫使患者增加吗啡的用药剂量、缩短给药时间间隔，以致成瘾，表现为躯体的依赖性，一旦停药可出现戒断症状。密切观察患者依赖性和耐受性的发生，并注意观察早期中毒症状，出现症状应及时报告医生并停药。严格按照《麻醉药品和精神药品管理条例》的规定保管和使用。

(3) 急性中毒：吗啡过量导致急性中毒，可表现为昏迷、少尿、血压下降、体温降低、瞳孔极度缩小(可呈针尖样瞳孔)，甚至呼吸高度抑制导致死亡等。可应用人工呼吸、吸氧等措施及阿片受体拮抗剂抢救。阿片受体拮抗剂常用纳洛酮和纳曲酮。纳洛酮和纳曲酮临床主要用于阿片类过量中毒的抢救，能对抗阿片类药物过量中毒所致的呼吸抑制和血压下降等反应，起效迅速，作用确实。纳洛酮一般注射给药，$t_{1/2}$为 1.1 小时；纳曲酮口服的 $t_{1/2}$ 为 2.7 小时。

【禁忌证】　颅脑外伤及颅内占位性病变患者；分娩止痛、哺乳妇女及新生儿；支气管哮喘、痰液过多、肺心病、昏迷及休克患者禁用。

2. 学生分组讨论

(1) 初步判断：____。

(2) 处理措施：____。

3. 小组汇报和小结

三、认识其他中枢镇痛药(表 3-5-1)

表 3-5-1 其他中枢镇痛药物分类及临床特点

药物	药理作用与临床应用	不良反应
哌替啶(pethidine)	镇痛、镇静、欣快感、呼吸抑制作用弱于吗啡;无明显镇咳作用。中度提高胃肠平滑肌及括约肌张力。临床上代替吗啡用于各种原因引起的剧烈疼痛、心源性哮喘,也可用于麻醉前给药、人工冬眠	治疗量可引起眩晕、口干、直立性低血压等。过量可明显抑制呼吸。长期应用易产生耐受性和成瘾性
可待因(codeine)	镇痛作用是吗啡的 1/12,镇咳作用为吗啡的 1/4。临床主要作为中枢性镇咳药,用于干咳无痰的患者;也用于中等疼痛的镇痛	欣快感及成瘾性弱于吗啡,无明显便秘、尿潴留及直立性低血压
芬太尼(fentanyl)	镇痛作用约为吗啡的 80 倍。临床主要用于各种原因引起的剧痛。与全麻或局麻药合用,用于神经安定镇痛术	能产生欣快、呼吸抑制和成瘾性。大剂量可致肌肉僵直
美沙酮(methadone)	镇痛效力及持续时间与吗啡相当。临床用于剧痛,可作为吗啡等替代品进行戒毒治疗	呼吸抑制、便秘与吗啡相似

四、总结与提炼

吗啡主要用于急性锐痛、癌症晚期中重度疼痛及心源性哮喘的治疗。成瘾性大。中毒主要表现为昏迷、针尖样瞳孔,呼吸深度抑制,可用纳洛酮对抗。

第六节

抗精神失常药

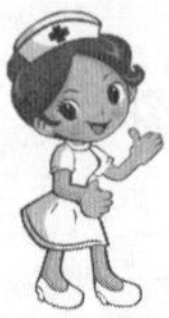

学习目标

- 正确辨认处方、选药、配药和给药。
- 正确评估和促进药物治疗效果。
- 交代用药注意事项。
- 及时发现抗精神失常药主要不良反应。
- 氯丙嗪用药后出现不良反应的应急处理。
- 了解和自觉遵守有关特殊药品的管理法律法规。

工作任务

患者,男性,58岁,因一年来怀疑被人迫害,数次自杀未遂,半年来自语自笑,妄想幻听,感到有仪器电脑控制自己。诊断为精神分裂症而入院治疗,入院时患者兴奋、冲动毁物,用氯丙嗪治疗。请执行医嘱。

Rp
氯丙嗪注射液 50 mg
25%葡萄糖注射液 20 ml
用法:肌内注射,立即

精神失常是一类由多种原因引起的精神活动障碍性疾病,表现为认知、情感、行为和意识等的异常,包括精神分裂症、躁狂症、抑郁症和焦虑症等疾病,治疗这些疾病的药物统称为抗精神失常药。根据其作用及临床应用,可分为抗精神病药(antipsychotic drugs)、抗躁狂症药物(antimanic drugs)、抗抑郁症药物(antidepressants)及抗焦虑药(antianxiolytics)。

一、分解工作任务

精神分裂症患者,医师嘱给予氯丙嗪。首先正确辨认处方,并从药箱里选择正确的药物,认识药物的商品名、通用名和英文名。而后查看药品说明书,获取药品相关信息,如规格、药品生产厂家、药品批号、有效期或失效期等。依据处方进行给药,并评估药物效果,实施过程及时发现药物主要不良反应的症状,采取初步解决措施,减轻不适与损害。

二、执行工作任务

(一) 选药、给药及用药注意事项

1. 展示 氯丙嗪(chlorpromazine,冬眠灵)的实物和图片。

2. 介绍氯丙嗪的用药注意事项 ①吸收缓慢不规则,剂量应个体化。食物和抗胆碱药能延缓其吸收。②局部刺激大,不宜皮下注射,可深部肌注,稀释后缓慢静注可致血栓性静脉炎。注射后立即卧床休息,2小时后缓慢直立。③能增强其他中枢抑制药作用,如乙醇、催眠药、镇痛药等,合用时注意减量。肝药酶诱导剂能加快其代谢,需调整剂量。

(二) 药物疗效的观察

1. 支撑知识

【药理作用】

(1) 中枢神经系统

1) 抗精神病作用:又称为神经安定作用。精神分裂症是中脑-边缘系统和中脑-皮层系统的D_2样受体功能亢进所致的。氯丙嗪抗精神病的主要机制是阻断中脑-边缘系统和中脑-皮层系统的D_2样受体。氯丙嗪对中枢神经系统具有较强的抑制作用,能明显减少动物的自发活动,易诱导其入睡,但加大剂量也不引起麻醉;氯丙嗪还能减少动物的攻击行为,如可使凶顽的猴驯服,易于接近。正常人口服治疗量氯丙嗪,可表现为安静、镇静、活动减少、感情淡漠、注意力下降及对周围事物不感兴趣等,周围环境安静时易诱导入睡,但易唤醒。精神分裂症患者应用氯丙嗪呈现明显的

抗精神病作用，能迅速控制兴奋躁动症状，连续用药能逐渐消除幻觉、妄想及精神运动性兴奋等精神分裂症患者的阳性症状，使患者情感和理智恢复正常，生活自理。但对患者的情感淡漠和缺乏主动性等阴性症状则改善较差。

2）镇吐作用：氯丙嗪具有较强的镇吐作用，小剂量时阻断延髓催吐化学感受区的 D_2 受体，可对抗 DA 受体激动剂阿扑吗啡所致的呕吐反应；大剂量时直接抑制呕吐中枢。亦能抑制位于延髓的呃逆中枢调节部位。

3）对体温调节的影响：氯丙嗪能较强地抑制下丘脑体温调节中枢，使机体体温调节功能减弱或失灵，特点是使机体的体温随外界环境温度的变化而变化，表现为不仅降低发热者的体温，而且能降低正常体温。如配合物理降温可使体温降至正常温度以下；如天气炎热，氯丙嗪又可使体温高于正常体温。

拓展视野

脑内 DA 能神经

1. 黑质-纹状体通路　与锥体外系运动功能有关。

2. 结节-漏斗通路　调节某些激素的释放。

3. 中脑-边缘系统通路　与觉醒、记忆、情绪、动机和行为有关。

4. 中脑-皮质系统通路　与认知、交往和应激反应有关。

4）加强中枢抑制药的作用：与镇静催眠药、麻醉药、镇痛药及乙醇等合用时，可使上述药物的中枢抑制作用加强，联合用药时应予以注意。

（2）植物神经系统：氯丙嗪阻断 α 受体，同时能抑制血管运动中枢，并直接舒张血管平滑肌，可导致血管扩张和血压下降。但连续用药具有耐受性，且副作用较多，因而不能用于高血压病的治疗。氯丙嗪阻断 M 受体的作用弱。

（3）内分泌系统：氯丙嗪能阻断下丘脑结节-漏斗部的 D_2 受体，减少下丘脑催乳素释放抑制因子的分泌，使催乳素的分泌增加，可引起乳房肿胀及泌乳等；还可减少卵泡雌激素及黄体生成素的释放，引起闭经、排卵延迟等反应；氯丙嗪也可减少糖皮质激素的分泌。

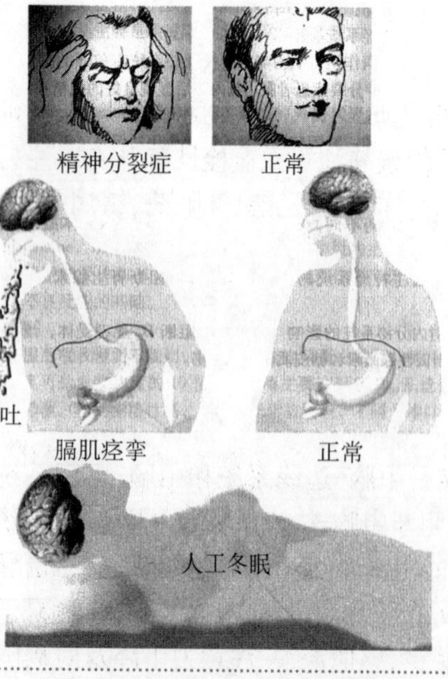

图 3-6-1　氯丙嗪的临床应用

【临床应用】（图 3-6-1）

（1）精神分裂症：氯丙嗪治疗精神分裂症，主要对幻觉、妄想和精神运动性兴奋的疗效好，能有效消除患者的攻击性行为及兴奋、躁狂状态，但对情感淡漠和缺乏主动性等阴性症状则较差；对急性期患者疗效显著，对慢性患者的疗效较差；只能缓解症状，需长期用药，甚至维持终身治疗。氯丙嗪对其他精神病伴有的兴奋、躁动、幻觉及妄想等症状也有效。

（2）镇吐：氯丙嗪对药物（如强心苷和吗啡等）、胃肠炎、尿毒症、放射病及恶性肿瘤等引起的呕吐具有明显的镇吐作用。亦可用于妊娠呕吐。但氯丙嗪对晕动症引起的呕吐无效。

（3）低温麻醉及人工冬眠：配合物理降温（冰浴等）

应用氯丙嗪使患者体温降至正常体温以下，可用于低温麻醉，以降低心、脑、肾等重要器官的耗氧量，利于避免手术中因缺血、缺氧对组织器官造成的损伤。临床应用氯丙嗪与哌替啶、异丙嗪组成"冬眠"合剂，使机体进入"冬眠"状态，能使患者处于深睡、低体温、低基础代谢及低组织耗氧量的状态，增强机体对缺氧的耐受力，减轻伤害性刺激对机体的损害。多辅助用于严重创伤、中枢性高热、感染性休克、惊厥及甲状腺危象等疾病的治疗。

(4) 顽固性呃逆：对顽固性呃逆也有显著疗效。

情景与思考

案例一　肿瘤科，某化疗患者，用抗肿瘤药物后多次出现呕吐，用多潘立酮、维生素 B_6 及山莨菪碱治疗无效。对于这种重症呕吐患者，口服氯丙嗪，12.5～50 mg/次治疗。

案例二　ICU，某患者持续寒战高热，T 40.5 ℃，多种药物治疗无效，患者基本情况较差，医嘱实行"人工冬眠"疗法。

2. 学生分组讨论

(1) 案例一中，患者口服氯丙嗪后有何效果？患者服用氯丙嗪后，如何观察疗效？

(2) 氯丙嗪还可以用于哪些情况所致呕吐？可否用于治疗晕动症？

(3) 对于呕吐患者是否都必须用氯丙嗪治疗？

(4) 什么情况下实行"人工冬眠"疗法？"人工冬眠"疗法的意义？哪些情况不能使用"人工冬眠"疗法？"人工冬眠"用到什么药物？还需要哪些辅助措施？

3. 小组汇报和小结

（三）药物不良反应的观察和应急处理

情景与思考

案例三　患者，男性，38岁。因家庭矛盾饮酒后自服氯丙嗪250片(6.25 g)，2小时后家人发现时已呼之不应，推之不动，排尿失禁，床旁无呕吐物。急送入院，患者血压100/68 mmHg，全身抽搐，出现昏迷、呼吸抑制。此时你的初步判断如何，如何处理？

1. 支撑知识

【不良反应】

(1) 一般不良反应：氯丙嗪的中枢抑制作用(嗜睡、淡漠及疲乏无力等)；阻断M受体(口干、无汗、眼内压升高、视力模糊及便秘等)；阻断α受体(鼻塞、血压下降及反射性心悸等)。注射给药后易出现直立性低血压，故应卧床休息约2小时后缓慢起立。

(2) 锥体外系反应：为长期大剂量应用氯丙嗪时最常见的副作用，包括以下反应：①帕金森综合征：患者有肌张力增高、面容呆板、动作迟缓、肌肉震颤及流涎等。②静坐不能：患者坐立不安、反复徘徊。③急性肌张力障碍：患者舌、面、颈及背部肌肉痉挛，出现强迫性张口、伸舌、斜颈、呼吸运动障碍及吞咽困难等。④迟发性运动障碍：患者口-面部产生不自主的刻板运动，出现吸吮、舔舌、咀嚼三联征等。

(3) 过敏反应：可见皮疹、接触性皮炎等，偶见肝损害、黄疸、溶血性贫血和再生障碍性贫血等。

(4) 心血管系统反应：可表现为心电图的异常，有P－R间期或Q－T间期延长，T波低平或倒置，甚至心动过速、室性心律失常等。

(5) 内分泌系统反应：长期用药还会引起乳腺增大、泌乳、闭经和儿童生长抑制等内分泌系统的紊乱。

(6) 其他反应：少数患者可出现癫痫或惊厥；也能引起精神异常。

(7) 急性中毒：一次吞服大剂量氯丙嗪即可致急性中毒，患者表现为昏睡、血压下降至休克水平，并出现心动过速及心电图异常(P－R间期或Q－T间期延长，T波低平或倒置)。氯丙嗪禁用于青光眼、乳腺增生症及乳腺癌患者。有癫痫史患者应慎用。

2. 学生分组讨论

(1) 初步判断：______________________________。

(2) 处理措施：______________________________。

(3) 播放录像，让学生了解氯丙嗪所致锥体外系反应的具体表现，同时思考其不良反应有哪些处理方法？

3. 小组汇报和小结

三、认识其他抗精神分裂药(表3－6－1)

表3－6－1 其他抗精神分裂药的分类及临床特点

药物	临床应用	不良反应
奋乃静、氟奋乃静及三氟拉嗪	奋乃静对慢性精神分裂症的疗效好，氟奋乃静和三氟拉嗪用于治疗精神分裂症偏执型和慢性精神分裂症	主要有锥体外系反应，可引起血浆中泌乳素浓度增加。直立性低血压、粒细胞减少症与中毒性肝损害少见
氯普噻吨	有较弱的抗抑郁作用。泰尔登用于带有强迫状态或焦虑、抑郁情绪的精神分裂症、焦虑性神经官能症以及更年期抑郁症	不良反应较轻，锥体外系症状较少
氟哌噻吨	抗精神病作用与氯丙嗪相似。也用于治疗抑郁症或伴焦虑的抑郁症。该药低剂量具有一定的抗抑郁焦虑的效果，可用于治疗焦虑和轻度抑郁	锥体外系反应常见。因具有特殊的多巴胺受体激动效应，禁用于躁狂症患者
氟哌啶醇	能选择性阻断D_2样受体，有很强的抗精神病作用。氟哌啶醇不仅可显著控制各种精神运动兴奋的作用，同时对慢性症状有较好的疗效	锥体外系副作用发生率高、程度严重；心血管系统的副作用较轻、对肝功能影响小
氟哌利多	主要用于增强镇痛药的作用，可与芬太尼配合使用。可用于小的手术如烧伤清创、窥镜检查、造影等。也用于麻醉前给药、镇吐	锥体外系反应较重且常见，可出现口干、视物模糊、乏力、便秘、出汗等。少数患者可能引起抑郁反应

（续表）

药物	临床应用	不良反应
匹莫齐特	用于治疗精神分裂症、躁狂症等。此药有较好的抗幻觉、抗妄想作用	室性心律失常和心电图异常，故伴有心脏病的患者禁用
五氟利多	有较强抗精神病作用，亦可镇吐。镇静作用较弱，适用于急性、慢性精神分裂症，尤其适用于慢性患者，对幻想、妄想、退缩均有较好疗效	副作用以锥体外系反应最常见
舒必利	对紧张型精神分裂症疗效好，疗效也较快	锥体外系不良反应较少
氯氮平	抗精神病作用强，可用于其他药物无效的病例	几乎无锥体外系反应。严重的不良反应为粒细胞减少，甚至粒细胞缺乏

四、认识抗抑郁药（表 3-6-2）

表 3-6-2 抗抑郁药的分类和临床特点

药物	临床应用	不良反应
丙米嗪（imipramine）	治疗各种原因引起的抑郁症，其中对内源性抑郁症、更年期抑郁症及反应性抑郁症效果较好，对精神分裂症的抑郁症状效果较差。可试用于儿童遗尿症的治疗	可表现为口干、扩瞳、视力模糊、便秘、排尿困难和心动过速等，还可出现无力、肌肉震颤等症状。偶见粒细胞缺乏等过敏反应
阿米替林（amitriptyline）	具有明显的镇静和抗胆碱作用	不良反应与丙米嗪相似但较严重
地昔帕明（desipramine）	能强效、选择性地抑制 NA 的再摄取。具有轻度镇静作用，拮抗 H_1 受体作用强，拮抗 α 受体和 M 受体作用弱。临床对轻、中度的抑郁症疗效好	不良反应较丙米嗪少，但心血管系统的反应与丙米嗪相似
马普替林（maprotiline）	选择性抑制 NA 的再摄取，对 5-HT 的再摄取基本无影响。抗胆碱作用、镇静作用、对血压的影响等与丙米嗪相似。治疗抑郁症一般在用药 2～3 周后才充分发挥作用	可见口干、便秘、眩晕、头痛、心悸等不良反应
去甲替林（nortriptyline）	抑制 NA 再摄取的作用远高于对 5-HT 再摄取的抑制。对抑郁症患者具有催眠作用，但可缩短 REM 睡眠时相。临床治疗内源性抑郁症效果优于反应性抑郁症	可引起直立性低血压和心率加快
普罗替林（protriptyline）	为中枢和外周选择性 NA 的再摄取抑制剂，对 5-HT 系统几乎无影响。临床用于抑郁症的治疗，充分发挥疗效约需 2～3 周	较大剂量时产生对心脏的不良反应

（续表）

药物	临床应用	不良反应
阿莫沙平(amoxapine)	可选择性抑制NA的再摄取，作用与丙米嗪类似，其镇静作用、抗胆碱作用均较丙米嗪为弱。抗抑郁作用比阿米替林显效快，用药一周后即显示临床疗效	大剂量应用时可出现运动障碍和泌乳等不良反应
氟西汀(fluoxetine)	能强效而选择性地抑制5-HT的再摄取，较抑制NA再摄取的作用强200倍。临床主要用于脑内5-HT缺乏所致的抑郁症，也可用于病因不明而其他药物疗效不佳或不能耐受其他药物的抑郁症患者	不良反应偶见恶心、呕吐、头痛、乏力、失眠、厌食、体重下降、震颤和惊厥等
帕罗西汀(paroxetine)	强效5-HT再摄取抑制剂，通过增加突触间隙的递质浓度而治疗抑郁症	常见不良反应为口干、便秘、视力模糊、头痛、震颤及恶心等
舍曲林(sertraline)	用于各种类型抑郁症的治疗，对强迫症也有效	为口干、恶心、出汗、腹泻及震颤等

五、总结和提炼

氯丙嗪具有抗精神病、镇吐、体温调节的作用。主要用于治疗精神分裂症，对急性患者疗效较好。氯丙嗪与异丙嗪、哌替啶组成冬眠合剂。不良反应有直立性低血压、过敏反应、锥体外系反应和肝损害。

自测题

[A_1型题]

1. 下列哪项不是地西泮的不良反应(　　)
   A. 急性中毒　　B. 耐受性　　C. 呼吸抑制　　D. 血压升高
2. 地西泮对下列哪种病症无效(　　)
   A. 失眠　　B. 癫痫　　C. 破伤风惊厥　　D. 重症肌无力
3. 下列有关地西泮的叙述，错误的是(　　)
   A. 口服吸收迅速而完全　　B. 肌注吸收慢而不规则
   C. 青光眼及重症肌无力者禁用　　D. 为迅速显效，静脉注射时速度应快
4. 水合氯醛用于小儿高热惊厥常采用的给药途径(　　)
   A. 静脉注射　　B. 稀释后口服　　C. 稀释后灌肠　　D. 皮下注射
5. 下列巴比妥类中，速效、短效药物是(　　)
   A. 苯巴比妥　　B. 司可巴比妥　　C. 硫喷妥钠　　D. 巴比妥
6. 具有抗癫痫作用的镇静催眠药是(　　)
   A. 苯巴比妥　　B. 巴比妥　　C. 司可巴比妥　　D. 硫喷妥钠

7. 硫酸镁中毒引起血压下降时最好选用(　　)
A. 肾上腺素　B. 去甲肾上腺素　C. 葡萄糖　D. 氯化钙
8. 治疗癫痫持续状态的首选药物是(　　)
A. 苯妥英钠　B. 硫喷妥钠　C. 地西泮　D. 戊巴比妥
9. 苯妥英钠的不良反应不包括(　　)
A. 齿龈增生　B. 胃肠反应
C. 共济失调　D. 肾脏严重损害
10. 苯妥英钠不宜用于(　　)
A. 癫痫大发作　B. 精神运动性发作　C. 局限性发作　D. 小发作
11. 具有抗心律失常作用的抗癫痫药(　　)
A. 苯妥英钠　B. 苯巴比妥　C. 乙琥胺　D. 卡马西平
12. 癫痫大发作常首选(　　)
A. 苯妥英钠　B. 苯巴比妥　C. 乙琥胺　D. 卡马西平
13. 癫痫小发作常首选(　　)
A. 苯妥英钠　B. 苯巴比妥　C. 乙琥胺　D. 卡马西平
14. 卡马西平最适合治疗癫痫(　　)
A. 癫痫大发作　B. 精神运动性发作　C. 局限性发作　D. 小发作
15. 下列哪项不是苯妥英钠的临床应用(　　)
A. 焦虑症　B. 三叉神经痛
C. 强心苷所致的心律失常　D. 癫痫大发作
16. 关于氯丙嗪的叙述，错误的是(　　)
A. 增强中枢抑制药的作用　B. 抑制生长激素的分泌
C. 对晕动病呕吐有效　D. 可降低正常体温
17. 氯丙嗪不能用于(　　)
A. 低温麻醉　B. 呃逆　C. 躁狂症　D. 镇痛
18. 氯丙嗪降温作用主要是由于(　　)
A. 抑制 PG 合成　B. 抑制大脑边缘系统
C. 抑制体温调节中枢　D. 阻断纹状体多巴胺受体
19. 氯丙嗪对哪种精神失常疗效较好(　　)
A. 躁狂症　B. 抑郁症　C. 精神分裂症　D. 焦虑症
20. 氯丙嗪引起的直立性低血压宜用下列何药来纠正(　　)
A. 肾上腺素　B. 去甲肾上腺素　C. 尼可刹米　D. 东莨菪碱
21. 长期大剂量应用氯丙嗪引起的主要不良反应是(　　)
A. 心悸、口干　B. 锥体外系反应　C. 直立性低血压　D. 肝功能损害
22. 氯丙嗪引起心悸、口干、便秘、视物模糊及尿潴留的作用是因为(　　)
A. 阻断 α 受体　B. 阻断 DA 受体　C. 阻断 M 受体　D. 阻断 H_1 受体
23. 丙咪嗪主要用于治疗(　　)
A. 躁狂症　B. 抑郁症　C. 精神分裂症　D. 焦虑症
24. 治疗躁狂症应选用(　　)
A. 氯普噻吨　B. 碳酸锂　C. 丙咪嗪　D. 阿米替林

25. 吗啡的作用有(　　)
A. 镇痛、欣快、止吐
B. 镇静、镇痛、镇咳
C. 镇痛、抗帕金森病
D. 镇痛、镇静、兴奋呼吸
26. 骨折剧痛应选用的止痛药是(　　)
A. 消炎痛　B. 纳洛酮　C. 哌替啶　D. 可待因
27. 治疗胆、肾绞痛最好选用(　　)
A. 哌替啶＋阿托品　B. 罗通定＋阿托品　C. 氯丙嗪＋阿托品　D. 吗啡＋阿托品
28. 吗啡不宜用于何种止痛(　　)
A. 分娩止痛　B. 外伤剧痛　C. 恶性肿瘤晚期疼痛　D. 心肌梗死疼痛
29. 哌替啶比吗啡常用的原因是(　　)
A. 镇痛作用比吗啡强
B. 成瘾性比吗啡弱
C. 无呼吸抑制作用
D. 有平滑肌解痉作用
30. 吗啡没有以下哪种作用(　　)
A. 提高胃肠道平滑肌张力作用
B. 镇咳
C. 镇吐
D. 镇痛
31. 心源性哮喘可选用(　　)
A. 肾上腺素　B. 去甲肾上腺素　C. 异丙肾上腺素　D. 吗啡
32. 吗啡诱发胆绞痛是由于(　　)
A. 胃窦部、十二指肠张力提高
B. 胃排空延迟
C. 胆道奥迪氏括约肌收缩
D. 食物消化延缓
33. 吗啡禁用于分娩止痛及哺乳妇女疼痛的原因是(　　)
A. 促进组胺释放
B. 激动蓝斑核的阿片受体
C. 抑制呼吸、对抗催产素作用
D. 抑制婴儿生长发育
34. 解热镇痛药解热作用的特点是(　　)
A. 能降低正常人体温
B. 仅能降低发热患者的体温
C. 既能降低正常人体温又能降低发热患者的体温
D. 解热作用受环境温度的影响明显
35. 阿司匹林不适用于(　　)
A. 缓解关节痛
B. 预防脑血栓形成
C. 缓解肠绞痛
D. 预防急性心肌梗死
36. 下列药物中没有抗炎、抗风湿作用的是(　　)
A. 乙酰水杨酸　B. 对乙酰氨基酚　C. 吲哚美辛　D. 布洛芬
37. 阿司匹林的临床应用不包括下列哪一项(　　)
A. 预防脑血栓形成
B. 治疗感冒引起的头痛
C. 治疗风湿性关节炎
D. 分娩止痛
38. 阿司匹林的不良反应不包括(　　)
A. 胃肠道反应　B. 凝血障碍　C. 成瘾性　D. 过敏反应

（包辉英　周　焱）

第四章

内脏系统疾病用药

第一节

抗水肿药

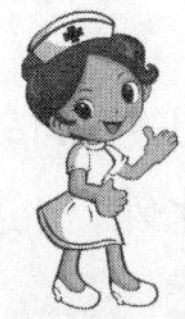

学习目标

- 正确辨认处方、选药、配药和给药。
- 交代用药注意事项。
- 正确评估和促进药物治疗效果。
- 及时发现利尿药主要不良反应。
- 利尿药用药后出现不良反应的应急处理。
- 了解水肿相关非药物治疗措施，提高护理能力。

工作任务

患者，男性，63岁，2001年5月11日初诊，血压升到150/95 mmHg，医院诊断为高血压。1998年秋季以来，患者病情加剧，血压升到180～220 mmHg/90～100 mmHg，心率加速至90～140次/分之间；头部晕、痛、胀，夜不入眠，胸闷难受，虽然多次中药治疗，疗效均不显著。今给予利尿药治疗，请遵医嘱执行处方。

Rp

氢氯噻嗪片　25 mg×100片

用法：25 mg，口服，3次/日

水肿常见于心、肝、肾性疾病，其病因及病理变化虽不相同，但基本表现均是细胞间液增加，Na^+潴留是细胞间液增加的主要因素，利尿通过排Na^+、排水而治疗水肿。治疗心源性水肿主要依靠改善心功能，利尿药能减少或消除水肿而降低心负荷、改善心功能。用噻嗪类利尿药，宜加用钾盐。对中度水肿可用氢氯噻嗪加留钾利尿药。对一般利尿药无效的严重水肿，可合用高效利尿药和留钾利尿药，要定期检查血钾含量。此外，利尿药的用量不宜过大，否则尿液排泄速度超过水肿进入血浆的速度,会引起继发性醛固酮增多而降低利尿作用。

一、分解工作任务

高血压患者遵医嘱给予氢氯噻嗪。首先正确辨认处方,并从药箱里选择正确的药物,认识药物的通用名、商品名和英文名。而后查看药品说明书,获取药品相关信息,如规格、药品生产厂家、药品批号、有效期或失效期等。依据处方进行给药,并评估药物效果,实施过程及时发现药物主要不良反应症状,采取初步解决措施,减轻不适与损害。

二、执行工作任务

(一) 选药、给药及用药注意事项

1. *展示* 氢氯噻嗪(hydrochlorothiazide)实物和图片,详细解读说明书,了解药物。

2. *介绍氢氯噻嗪的用药注意事项* ①用药期间应注意及时补充钾盐或加服留钾利尿药,避免或减少低血钾的发生。②痛风、糖尿病、高脂血症患者慎用。③对磺胺过敏者禁用本类药。用药期间应注意观察和随访,如患者出现皮疹、瘙痒等症状则应及时停药,及时处理。④用药期间可加重肾功能不全,无尿者禁用本类药。

(二) 药物疗效的观察

1. *支撑知识*

【药理作用】

(1) 利尿作用:产生中等强度的利尿作用。作用机制:抑制远曲小管近端 Na^+ - Cl^- 共同转运,降低肾脏的稀释功能,减少 NaCl 和水的重吸收,产生利尿作用,为排钾利尿药。此外,促进 Ca^{2+} 的重吸收,减少 Ca^{2+} 的排泄,产生高钙血症;促进 Mg^{2+} 的排泄(图 4-1-1)。

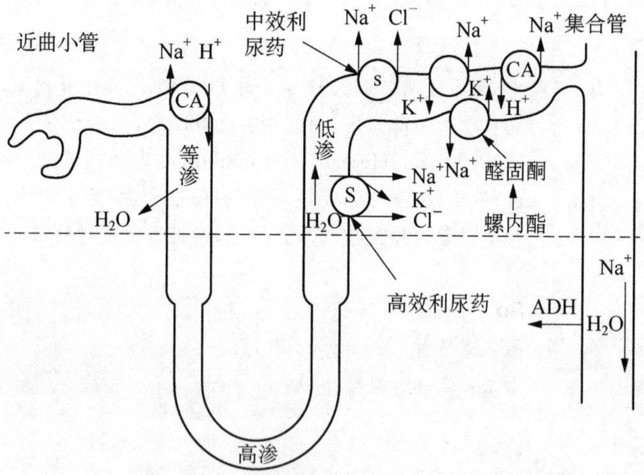

图 4-1-1 利尿药的作用部位

(2) 抗利尿作用:能明显减少尿崩症患者的口渴症状及尿量。可能与噻嗪类药物排钠作用,血浆渗透压减低,减少尿崩症患者的口渴感和饮水量。

【临床应用】

(1) 各型轻中度水肿:氢氯噻嗪为轻、中度心源性水肿的首选药,常与留钾利尿药合用,避免

诱发强心苷中毒。对轻度肾源性水肿效果较好，对肾功能损害严重的水肿效果差。肝源性水肿应慎用，以免血氨升高，诱发肝昏迷。

(2) 高血压：降压作用温和、持久，为基础降压药。

(3) 尿崩症：肾性尿崩症及加压素无效的中枢尿崩症患者，此类患者一般使用氢氯噻嗪 25～50 mg，口服，每日 3 次。

2. 学生分组讨论

(1) 氢氯噻嗪抗高血压的机制是什么？

(2) 氢氯噻嗪治疗心源性水肿的时候为什么要与留钾利尿药合用？

(3) 高血压合并糖尿病或痛风的患者，能应用噻嗪类利尿药吗？

3. 小组汇报和小结

(三) 药物不良反应的观察和应急处理

情景与思考

案例一　有一高血压患者，应用氢氯噻嗪降压治疗，血压控制良好，患者在用药半年后出现恶心、腹胀及肌无力，请制定护理方案。

案例二　患者，男性，69 岁，高血压应用氢氯噻嗪降压治疗 3 年，血压控制良好，近 5 天来患者用药后出现精神抑郁、嗜睡、神志不清、四肢肌肉软弱无力，食欲不振、恶心、心悸，急送医院被诊断低钾血症，该怎样处理？请制定护理措施。

1. 支撑知识

【不良反应】

(1) 水、电解质紊乱：低血容量，低血钾，低血钠等；其中以低血钾最常见，表现为恶心、呕吐、腹胀和肌无力等，用药时应注意补钾或与留钾利尿药合用。

(2) 高尿酸血症：可使尿酸排出减少而引起高尿酸血症，痛风患者应慎用。

(3) 高血糖症：可抑制胰岛素释放和葡萄糖的利用而使血糖升高，糖尿病患者慎用。

(4) 脂肪代谢紊乱：可升高血浆低密度脂蛋白-胆固醇、总胆固醇、三酰甘油的水平，而降低高密度脂蛋白的水平。

(5) 其他：偶见过敏反应、胃肠道反应、粒细胞减少、血小板减少等。

【低血钾的处理】

(1) 一般采用口服钾，成人预防剂量为 10%氯化钾 30～40 ml/d。

(2) 静脉输注氯化钾，在不能口服或缺钾严重的患者中使用。常用浓度为 5%葡萄糖液 1.0 L中加入 10%氯化钾 10～20 ml，每克氯化钾必须均匀滴注 30～40 分钟以上，不可静脉推注。补钾量视病情而定，作为预防，通常成人补充氯化钾 3～4 g/d，作为治疗，则为 4～6 g/d 或更多。

(3) 补钾注意点：①尿量必须在 30 ml/h 以上时。②伴有酸中毒、血氯过高或肝功能损害者，可考虑应用谷氨酸钾。③静脉滴注的氯化钾浓度太高可刺激静脉引起疼痛，甚至静脉痉挛和血栓形成。④切忌滴注过快。⑤纠正缺钾需历时数日，勿操之过急或中途停止补给。⑥缺钾同时应注意补钙。⑦短期内大量补钾或长期补钾时，需定期观察，测定血清钾及心电图以免发生高血钾。

2. 学生分组讨论

(1) 初步判断：______________________________。

(2) 处理：______________________________。

3. 小组汇报和小结

三、认识其他利尿药和脱水药(表 4-1-1)

表 4-1-1 其他利尿药和脱水药的分类及临床特点

分类	药物	作用部位	临床应用	不良反应
高效能利尿药	呋塞米(furosemide)	髓襻升支粗段	严重水肿，主要用于其他利尿药无效的心、肝、肾性水肿；急性肺水肿和脑水肿；急性肾衰竭；加速毒物排出，主要用于苯巴比妥、水杨酸类药物中毒的解救	水和电解质紊乱，以低血钾最为常见；听力损害，多为暂时性，少数为不可逆；胃肠道反应，可见恶心、呕吐、上腹部不适等症状
低效能利尿药	螺内酯(spironolactone)	远曲小管和集合管	与醛固酮升高有关的顽固性水肿，常与排钾利尿药合用，可增强利尿效果并预防低血钾症	电解质紊乱，以高血钾最为常见
	氨苯蝶啶(triamterene)		单用疗效差，通常与噻嗪类合用疗效好	长期服用易导致高血钾
脱水药	甘露醇(mannitol)	组织	预防急性肾衰竭；脑水肿及青光眼	轻微，注射过快可引起一过性头痛、头晕和视力模糊等

四、总结与提炼

常用的利尿药可分为高效利尿药、中效利尿药和低效利尿药 3 类，主要用于治疗水肿性疾病。剂量过大容易引起水、电解质紊乱，用药期间应注意监测患者电解质及血压，尤其血钾变化，并防止出现直立性低血压。

第二节

抗贫血药

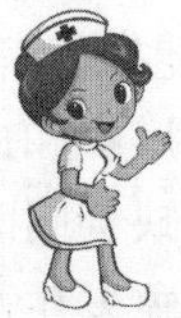

学习目标

- 正确辨认处方、选药、配药和给药。
- 正确评估和促进药物治疗效果。
- 交代用药注意事项。
- 及时发现治疗贫血药主要不良反应。
- 了解贫血患者的相关治疗措施，提高护理能力。

工作任务

某人因饮食偏食患贫血症，作为医护人员，我们应当如何帮助患者，医生处方如下，请执行医嘱。

Rp
硫酸亚铁片 0.3 g×21 片
用法：0.3 g，3 次/日，饭后服用
叶酸片 5 mg×21 片
用法：5 mg，3 次/日，口服
维生素 B_{12} 片 25 ug×21 片
用法：25 ug，3 次/日，口服

贫血是指单位体积循环血液中红细胞数或血红蛋白量低于正常值的一种病理现象。抗贫血药(antianemic drugs)主要用于贫血的补充治疗，应遵循“缺什么，补什么”的原则，根据贫血的类型选择适宜的抗贫血药。治疗贫血必须确立诊断，找出病因，然后针对病因进行处理，同时用抗贫血药进行治疗，这样疗效才能显著。在我国最常见的是缺铁性贫血，主要用铁剂治疗。巨幼红细胞性贫血包括营养性巨幼红细胞性贫血和恶性贫血两者均少见，治疗时分别应用叶酸和维生素 B_{12}。

一、分解工作任务

首先在给药前需正确辨认处方，并从药箱里选择正确的药物，认识药物的通用名、商品名和英文名。而后查看药品说明书，获取药品相关信息，如规格、药品批号、有效期或失效期、药品生产厂家等。按照处方备药，并通过交谈对患者进行健康评估。接下来依据处方进行给药，并进行用药指导。给药后评估药物效果，在实施过程中及时发现药物主要不良反应症状，采取初步解决措施，减轻不适与损害。

二、执行工作任务

(一) 选药、给药及用药注意事项

1. *展示* 各种药物的实物和图片，详细解读说明书，了解药物。

2. *介绍用药注意事项* ①首先建议患者去医院检查，确诊贫血的原因。巨幼红细胞性贫血的治疗应补充维生素 B_{12} 和叶酸，缺铁性贫血要补充铁剂。Fe^{3+} 需还原成 Fe^{2+} 方可被肠道吸收。促进铁吸收的因素：胃酸、维生素 C、果糖、半胱氨酸等；妨碍铁吸收的因素：抗酸药、浓茶、多钙多磷食物、四环素类药等。②饮食上要多样化，经常调换膳食品种，不要滥用有害造血系统的药物。③防治肠道寄生虫病，尤其是钩虫病。④再生障碍性贫血应在医生指导下治疗。

(二) 药物疗效的观察

1. *支撑知识*

【药理作用】 常用的口服制剂为硫酸亚铁(ferrous sulfate)、枸橼酸铁铵(ferric ammonium citrate)、右旋糖酐铁(iron dextran)等。铁是机体必需的微量元素，也是红细胞成熟阶段合成血红素必不可少的物质。吸收到骨髓的铁，吸附在有核红细胞膜上并进入细胞内，形成血红素，再与珠蛋白结合，最终形成血红蛋白。故机体缺铁时，血红蛋白明显减少，呈现缺铁性贫血，并可引起多个脏器功能紊乱。

【临床应用】 用于各种原因所致的缺铁性贫血：①长期慢性失血过多，如痔疮出血、月经过多、钩虫病等。②摄入不足，如儿童、妊娠及哺乳期妇女、营养不良等。③胃肠吸收减少，如消化性疾病、胃溃疡、胃癌等。④红细胞破坏，如溶血、疟疾等。

2. 学生分组讨论

(1) 缺铁性贫血的诊断标准是什么？引起缺铁性贫血的原因是什么？

(2) 如何观察缺铁性贫血药物治疗的疗效？

3. 小组汇报和小结

(三) 药物不良反应的观察和应急处理

情景与思考

有一缺铁性贫血儿童，应用硫酸亚铁治疗，有一天突然出现血性腹泻、呼吸困难等症状。该患者出现上述症状的可能原因是什么？如何采用急救措施？

1. 支撑知识

【不良反应】

(1) 胃肠道反应：常表现为恶心、呕吐、上腹部不适等，也可引起便秘和黑便。

(2) 过敏反应：注射铁剂可引起局部刺激及皮肤潮红，发热、荨麻疹等过敏反应。严重者可发生心悸、血压下降等。

(3) 毒性反应：小儿误服铁剂 1 g 以上可引起急性中毒，表现为坏死性胃肠炎，出现血性腹泻、胃黏膜凝固性坏死、呼吸困难、急性循环衰竭、休克等，误服铁剂 2 g 以上可致死。

2. 学生分组讨论

(1) 原因为______________________________。

(2) 处理：______________________________。

3. 小组汇报和小结

三、认识其他抗贫血药(表 4-2-1)

表 4-2-1 其他抗贫血药的临床特点

药物	临床应用	不良反应
叶酸 (folie acid)	用于治疗各种原因所致叶酸缺乏引起的巨幼红细胞性贫血；对于叶酸对抗剂所致巨幼红细胞性贫血无效；对于恶性贫血、维生素 B_{12} 缺乏所致的巨幼红细胞性贫血，应以维生素 B_{12} 为主，叶酸为辅	偶见过敏反应，长期服用时，有些患者可出现厌食、恶心、腹胀等胃肠道症状，大量服用时可导致尿液呈黄色
维生素 B_{12} (vitamin B_{12})	主要用于治疗恶性贫血，也可辅助治疗巨幼红细胞性贫血，还可用于神经系统某些疾病的辅助治疗	较少，极少数患者可出现过敏性休克

四、总结与提炼

铁剂治疗缺铁性贫血，维生素 B_{12} 与叶酸可治疗巨幼红细胞性贫血，还可用于恶性贫血及神经系统疾病的辅助治疗。

第三节 促凝血药和抗凝血药

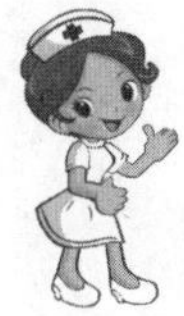

学习目标

- 正确辨认处方、选药、配药和给药。
- 交代用药注意事项。
- 正确评估和促进药物治疗效果。
- 及时发现促凝血药和抗凝血药主要不良反应。
- 促凝血药和抗凝血药用药后出现不良反应的应急处理。

工作任务

患者，男性，39 岁，出血不止就医，诊断为维生素 K 缺乏。

Rp

维生素 K_4 片　2 mg×100 片

用法：一次 2～4 mg，一日 3 次

凝血系统和纤溶系统是机体内存在的两个对立统一的生理系统。在正常情况下，两者维持着动态平衡，既保持了血管内血流的畅通，也有效地防止了出血。凝血过程、纤溶过程及药物影响此动态平衡(图 4－3－1)。

一旦凝血系统和纤溶系统之间的动态平衡受到某些病理因素的影响而遭到破坏，造成病理状态，会出现出血或血栓形成，应选用促凝血药(coagulants)或抗凝血药(anticoagulants)。促凝血药是一类能加速血液凝固过程或抑制纤溶过程，达到止血目的的药物。抗凝血药是只能通过影响凝血过程的某些环节而阻止血液凝固的药物。

一、分解工作任务

医生给予处方维生素 K 类药物，首先在给药前需正确辨认处方，并从药箱里选择正确的药物，认识药物的商品名、通用名及英文名。而后查看药品说明书，获取药品相关信息，如规格、药品批号、有效期或失效期及药品生产厂家等。按照处方备药，并通过交谈对患者进行健康评估。接下来依据处方进行给药，并进行用药指导。给药后评估药物效果，在实施过程中及时发现药物主要不良反应症状，采取初步解决措施，减轻不适与损害。

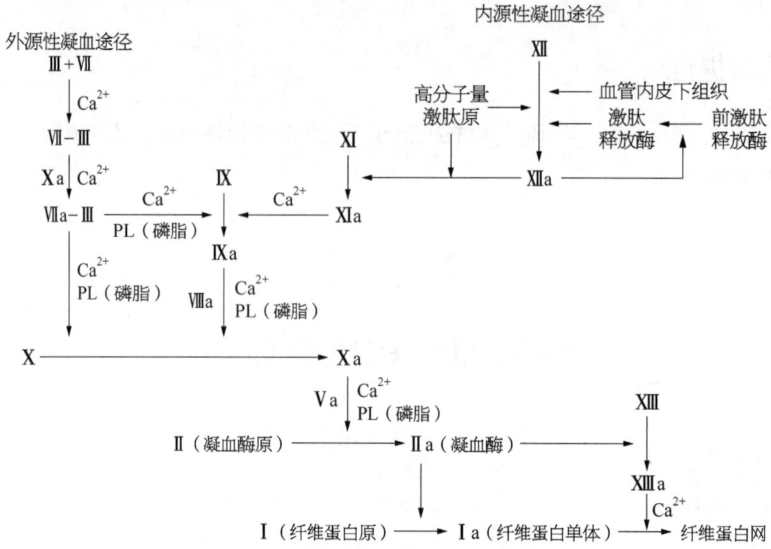

图4-3-1 凝血反应过程

二、执行工作任务

（一）选药、给药及用药注意事项

学会促凝血药物的应用和护理

1. 展示 维生素K(vitamin K, vit K)的实物和图片，详细解读说明书，了解药物。

2. 介绍维生素K的用药注意事项 ①维生素K_1注射过快可致面色潮红、呼吸困难、胸闷，甚至血压急剧下降，危及生命。维生素K_1只有在肌注不可行时才采用静脉给药，给药时速度要慢，药液需避光且不能久置。②维生素K_3、维生素K_4口服可引起恶心、呕吐，较大剂量可致早产儿、新生儿溶血、高铁血红蛋白血症。③在治疗期间应避免使用干扰维生素K活性的药物，如口服抗生素、奎尼丁和水杨酸盐。

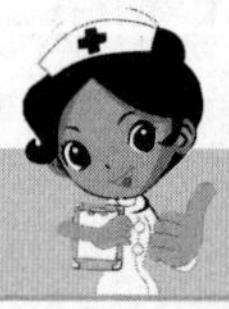

拓展视野

维生素K的来源和分类

维生素K为甲萘醌类物质，共有维生素K_1（植物中存在）、维生素K_2（肠道细菌合成）、维生素K_3和维生素K_4（人工合成）。维生素K_1、维生素K_2为脂溶性，口服需胆汁协助才能被吸收，维生素K_3、维生素K_4为水溶性，不需胆汁协助即可被吸收。

（二）药物疗效的观察

1. 支撑知识

【药理作用】 维生素K作为羧化酶的辅酶参与凝血因子Ⅱ、Ⅶ、Ⅸ、Ⅹ的合成。缺乏时上述凝血因子合成障碍，从而干扰凝血过程引起机体出血。及时补充维生素K可达到止血的目的。

【临床应用】 用于维生素K缺乏引起的出血，如梗阻性黄疸、胆瘘、慢性腹泻所致的出血，新生儿出血，香豆素类、水杨酸钠等所致出血。长期应用广谱抗生素时应适当补充，以免引起维生素K缺乏。

2. 学生分组讨论

(1) 维生素K分哪两大类？其吸收有何特点？

(2) 长期应用广谱的抗生素可导致机体缺乏什么？为什么？

3. 小组汇报和小结

(三) 药物不良反应的应急处理

情景与思考

患者，女性，3 岁半，因咳嗽、气喘诊断为支气管肺炎。入院给予头孢硫脒、利巴韦林抗感染及解痉平喘、止咳化痰等治疗。入院当天静脉滴维生素 K_1 10 mg+10%葡萄糖注射液 20 ml(速度 10～15 滴/分钟)约 10 分钟，患儿突然出现剧烈腹痛、翻身坐起，随之颜面部出现明显青紫，不能讲话。该患者出现上述症状的可能的原因是什么？如何采用急救措施？

1. 支撑知识

【不良反应】 维生素 K_1 静脉注射太快可产生面色潮红、呼吸困难、胸痛、虚脱症状；维生素 K_3、维生素 K_4 可致胃肠道反应。较大剂量维生素 K_3 对新生儿、早产儿可造成溶血及高铁血红蛋白症。对葡萄糖-6-磷酸脱氢酶缺乏的患者也可诱发溶血。

2. 学生分组讨论

(1) 原因为＿＿＿＿＿＿＿＿＿＿＿＿＿＿＿＿＿＿＿＿＿＿＿＿＿＿＿＿＿＿。

(2) 处理：＿＿＿＿＿＿＿＿＿＿＿＿＿＿＿＿＿＿＿＿＿＿＿＿＿＿＿＿＿＿。

3. 小组汇报和小结

三、认识其他促凝血和抗凝血药物(表 4-3-1)

表 4-3-1　其他促凝血和抗凝血药物的临床特点

分类	药物	临床应用	不良反应
促凝血药物	凝血酶(thrombin)	用于凝血因子缺乏时的替代或补充疗法	可产生过敏反应
	氨甲苯酸(aminomethyl benzoic acid)	用于防止纤溶亢进所引起的出血	用量过大可引起血栓形成，诱发心肌梗死
	垂体后叶素(pituitrin)	直接作用于血管，使小动脉、小静脉和毛细血管收缩，发挥止血作用	冠心病、动脉粥样硬化、高血压、心力衰竭和肺源性心脏病者禁用
抗凝血药	肝素(heparin)	增强 ATⅢ的抗凝作用；体内、体外均有抗凝作用；必须注射给药；作用迅速而强大。用于血栓栓塞性疾病、DIC、体外抗凝	自发性出血，可用鱼精蛋白拮抗
	华法林(warfarin)	拮抗维生素 K 的作用；只有体内抗凝血作用；可口服给药；缓慢持久。用于血栓栓塞性疾病	自发性出血，可用维生素 K 拮抗
	枸橼酸钠(sodium citrate)	络合血中 Ca^{2+}；只有体外抗凝作用。用于保存新鲜血液	低血钙可静注氯化钙

四、总结与提炼

维生素K用于治疗维生素K缺乏所致的出血；抗纤维蛋白溶解剂用于纤维蛋白溶解活性增高引起的出血。肝素体内外均有抗凝作用，过量引起的自发性出血用鱼精蛋白对抗；华法林仅有体内抗凝作用，过量引起的自发性出血可用维生素K对抗。

第四节

抗消化性溃疡药

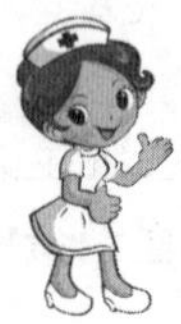

学习目标

- 正确辨认处方、选药、配药和给药。
- 交代用药注意事项。
- 正确评估和促进药物治疗效果。
- 及时发现治疗消化性溃疡药主要不良反应。
- 了解消化性溃疡相关非药物治疗措施，提高护理能力。

工作任务

患者，男性，46岁，有胃溃疡病史，因过度饮酒出现胃出血，医生处方如下，请执行医嘱。

Rp

奥美拉唑胶囊 20 mg×7片

用法：20 mg/次，1次/日

诺氟沙星片 0.1 g×42片

用法：0.2 g/次，3次/日

消化性溃疡是指胃肠道与胃液接触部位的慢性溃疡，发病率为10%～12%，其形成和发展与胃液中胃酸及胃蛋白酶的消化作用有关，或与乙酸、乙酰水杨酸等破坏胃肠黏膜屏障有关。临床症状主要是反酸、嗳气及周期性上腹部疼痛。抗消化性溃疡药物种类繁多，分别作用于不同的环节来缓解症状，促进溃疡愈合，防止复发和减少并发症。抗消化性溃疡药的用药是护理工作人员应该掌握的一项技能。

一、分解工作任务

首先在给药前需正确辨认处方，并从药箱里选择正确的药物，认识药物的商品名、通用名和英文名。而后查看药品说明书，获取药品相关信息，如规格、药品批号、有效期或失效期、药品生产厂家等。按照处方备药，并通过交谈对病人进行健康评估。接下来依据处方进行给药，并进行用药指导。给药后评估药物效果，在实施过程中及时发现药物主要不良反应症状，采取初步解决措施，减轻不适与损害。

二、执行工作任务

(一) 选药、给药及用药注意事项

1. 展示　药物的实物和图片。

2. 使用奥美拉唑的注意事项　①及时了解患者有无腹痛、反酸、恶心、呕吐等表现。②当患者出现四肢厥冷、脉速、血压下降、黑便、腹痛剧烈、呕吐,提示有出血、穿孔、幽门梗阻等并发症,应及时报告医师处理。③嘱患者保持安静,急性发作或有并发症时应卧床休息。④指导患者用药并观察药物副作用,抗酸药应在两餐之间或临睡前服药,宜研碎或嚼碎。长期服用出现便秘者可给予轻缓泻剂。⑤饮食护理应少量多餐,以柔软易消化的食物为主。忌粗糙或多纤维饮食,保证足够量的热量和维生素,尽量避免食用刺激胃液分泌亢进的食物,如浓茶、咖啡、烟酒和辛辣调味品。进食时细细咀嚼。

(二) 药物疗效的观察

1. 支撑知识

【药理作用】　奥美拉唑能选择性与胃壁细胞上的 H^+-K^+-ATP 酶结合,抑制 H^+ 泵功能,使壁细胞分泌 H^+ 减少,壁细胞内的 H^+ 不能转运到胃腔中,对基础胃酸和各种原因引起的胃酸分泌均有强大的抑制作用。可增加胃黏膜血流量,促进溃疡愈合。与阿莫西林和克林霉素或与甲硝唑、克拉霉素合用,以杀灭幽门螺杆菌(Hp)。

【临床应用】

(1) 消化性溃疡: 据报道一般口服 20～40 mg/d,用药 2 周和 4 周,胃溃疡愈合率分别达 85%和 97%;用药 4 周和 6 周十二指肠溃疡愈合率达 70%～90%。

(2) 幽门螺杆菌感染: Hp 是 90%活动性胃炎和 70%胃溃疡的致病因素,且为溃疡复发的主要病因。单用奥美拉唑可抑制 Hp,但不能根治,故停药后仍有可能复发。为降低复发率,常与抗生素及铋剂联合应用。

(3) 反流性食管炎: 据报道 4 周愈合率为 70%～80%,8 周愈合率为 85%～90%。奥美拉唑疗效优于 H_2 受体拮抗剂。

(4) 卓-艾综合征。

2. 学生分组讨论

(1) 奥美拉唑抗消化性溃疡的机制如何?

(2) 奥美拉唑属于第几代质子泵抑制剂? 如何联合用药?

3. 小组汇报和小结

(三) 药物不良反应的观察和应急处理

情景与思考

患者,女性,61 岁,2018 年 6 月 18 日入院,诊断为关节炎,给予玻璃酸钠关节腔内注射和双氯芬酸钠片(25 mg, 3 次/d)口服。因服用双氯芬酸钠片后出现胃部不适。遵医嘱停用双氯芬酸钠片,口服奥美拉唑肠溶片 40 mg,1 次/d,口服用该药 2 d 后,患者四肢远端出现散在皮疹。患者出现皮疹的原因是什么? 如何处理?

1. 支撑知识

【不良反应】

(1) 胃肠道反应：口服奥美拉唑后可出现腹痛、腹泻、腹胀、便秘、恶心、口干等反应，长期应用，易引起胃亚硝酸盐和N-亚硝酸盐均明显增高。

(2) 肝脏毒性：长期服用可增加致癌因子的生物活性和某些药物对肝脏的毒性作用。同时，奥美拉唑主要在肝脏代谢后排出，肝功能低下者慎用。

(3) 神经系统损伤：表现为头痛、头昏、失眠、嗜睡、神志改变等。

(4) 肾脏损伤：表现为血肌酐升高和血尿、尿闭。奥美拉唑主要在肝脏代谢，且80%以代谢产物的形式从尿中排出，其代谢产物影响肾脏的排泄功能。

2. 学生分组讨论

(1) 原因为＿＿＿＿＿＿＿＿＿＿＿＿＿＿＿＿＿＿＿＿＿＿＿＿＿＿＿＿＿＿＿＿。

(2) 处理：＿＿＿＿＿＿＿＿＿＿＿＿＿＿＿＿＿＿＿＿＿＿＿＿＿＿＿＿＿＿＿＿。

3. 小组汇报和小结

三、认识其他抗消化性溃疡药(表4-4-1)

表4-4-1 其他抗消化性溃疡药的临床特点

药物	药理作用及临床应用	不良反应
碳酸氢钠(sodium bicarbonate)、氢氧化铝、氢氧化镁	中和胃酸、降低胃蛋白酶活性；保护胃溃疡面	各有不足，多制成复方制剂使用
西咪替丁(cimetidine)	阻断 H_2 受体，抑制胃酸及胃蛋白酶分泌	较多，但均较轻。主要有头痛、乏力、失眠、口干等，停药后消失
哌仑西平(pirenzepine)	阻断M受体，抑制胃酸及胃蛋白酶分泌	较轻，轻微的口干，视力调节障碍等
丙谷胺(proglumide)	阻断胃泌素受体，抑制胃酸和胃蛋白酶分泌	偶有口干、失眠和腹胀等
硫糖铝(sucralfate)、枸橼酸铋钾(bismuth potassium citrate)、米索前列醇(misoprostol)	口服后形成胶状物覆盖溃疡面，起保护作用	较轻，偶有恶心、胃部不适等胃肠道反应及皮疹等

四、总结与提炼

抗消化性溃疡常联合用中和胃酸或减少胃酸分泌药及杀灭幽门螺杆菌的药物，如西咪替丁、奥美拉唑和枸橼酸铋钾等，联合用药可增强疗效。

第五节

抗支气管哮喘药

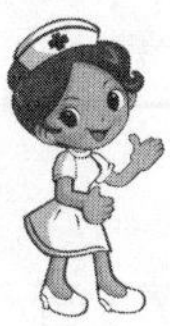

学习目标

- 正确辨认处方、选药、配药和给药。
- 交代用药注意事项。
- 正确评估和促进药物治疗效果。
- 及时发现治疗支气管哮喘药主要不良反应。
- 了解支气管哮喘其他非药物治疗措施，提高护理能力。

工作任务

医院送来一名患者，此患者经过一个花园时，突然哮喘病发作，呼吸困难，情况危急，作为一名护理人员，医生处方如下，请执行医嘱。

Rp

盐酸克仑特罗气雾剂　1支

用法：10～20 μg/次，3～4次/日，吸入

支气管哮喘是因支气管痉挛而发生的阻塞性呼吸困难，往往伴有支气管黏膜水肿和分泌物增多。发病机理主要是Ⅰ型变态反应，使细胞脱颗粒，释出过敏介质引起哮喘。其次，迷走活性增高和炎症也是哮喘发生的机制。如何正确地指导患者用药，对支气管哮喘的用药护理是护理工作人员应该掌握的一项技能。

一、分解工作任务

首先在给药前需正确辨认处方，并从药箱里选择正确的药物，认识药物的商品名、通用名和英文名。而后查看药品说明书，获取药品相关信息，如规格、药品批号、有效期或失效期、药品生产厂家等。按照处方备药，并通过交谈对患者进行健康评估。接下来依据处方进行给药，并进行用药指导。给药后评估药物效果，在实施过程中及时发现药物主要不良反应症状，采取初步解决措施，减轻不适与损害。

二、执行工作任务

（一）选药、给药及用药注意事项

1. *展示*　氨茶碱(aminophylline)的实物和图片。

2. *介绍使用药物的注意事项*　①让患者坐位或半卧位，解开领扣，松开裤带，避免胸腹受压和不必要的搬动。清除口鼻分泌物，保持呼吸道通畅。②应尽快脱离过敏原，有气管扩张气雾剂应立即让患者吸入2～3次。③严重时，肌注或静脉给药，同时吸氧。

(二)药物疗效的观察

1. 支撑知识

【药理作用】

(1) 平喘作用:激动支气管平滑肌上的 β_2 受体,激活腺苷酸环化酶,增加平滑肌细胞内 cAMP 浓度,产生强大的支气管平滑肌松弛作用,用于哮喘急性发作。

(2) 抗过敏作用:抑制肥大细胞释放反应,使过敏介质释放减少,从而使毛细血管通透性下降。

【临床应用】 适用于防治支气管哮喘、喘息性支气管炎、肺气肿等。

2. 学生分组讨论

(1) 对支气管哮喘有效的药物有哪些?哪些药物支气管哮喘的患者禁用?为什么?

(2) 盐酸克仑特罗目前为什么禁用于兽药或饲料添加剂?

3. 小组汇报和小结

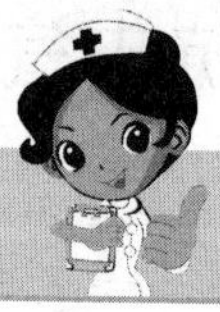

拓展视野

盐酸克仑特罗

第一例"瘦肉精"中毒事件发生在西班牙;我国最早披露同样的事情发生在香港;2006 年上海又有 300 多人食用含"瘦肉精"的猪肉而中毒。祸根"瘦肉精"——盐酸克仑特罗,它是一种平喘药的商品名,又称氨哮素、克喘素,可选择性地激动 β 受体,松弛支气管平滑肌。它进入体内后分布快、消除慢,故动物体内的高残留量给消费者带来了危害,特别是对老人、儿童及高血压患者等危害性大。

(三)药物不良反应的观察和应急处理

情景与思考

医院送来一名患者,重症哮喘急性发作,静脉滴注氨茶碱治疗,出现呕吐、烦躁、失眠等症状,此时你初步判断为何,如何处理?

1. 支撑知识

【不良反应】

(1) 局部刺激:局部刺激大,口服刺激胃黏膜,可引起恶心、呕吐等胃肠道反应。餐后服用可减轻。

(2) 中枢兴奋作用:可致烦躁、失眠和不安等反应;静脉注射过速或过量,可引起心悸、心律失常,甚至血压骤降、惊厥等反应。

(3) 急性中毒:静注过速或剂量过大,可引起心悸、血压骤降,严重时心律失常,甚至出现心脏突然停搏或猝死等中毒反应,老年人及心、肝、肾功能不全者用量酌减。低血压、休克、急性心肌梗死患者禁用。

2. 学生分组讨论

(1) 初步判断:________________________________。

(2) 处理:________________________________。

3. 小组汇报和小结

三、认识其他抗支气管哮喘药物(表 4-5-1)

表 4-5-1 其他抗支气管哮喘药的临床特点

分类	药名	药理作用及应用特点	不良反应及注意事项
β_2受体激动药	沙丁胺醇、克仑特罗	激动β_2受体而平喘,给药途径较多,作用强、速而持久	常见手指震颤、恶心等,过量可致心律失常;高血压、心功能不全等患者禁用
M胆碱受体阻断剂	异丙阿托品	阻断M胆碱受体而平喘,弱于β_2受体激动药,主要用于喘息型支气管炎和支气管哮喘的防治	全身不良反应少,大剂量可有口干、干咳等反应,青光眼禁用
过敏介质阻释药	色甘酸钠	阻止肥大细胞释放过敏介质,预防哮喘的发生	不良反应少
肾上腺皮质激素类药	倍氯米松	可长期低剂量或短期高剂量应用于中度或重度哮喘患者	吸入给药药液易在咽部残留,长期吸入者少数发生声音嘶哑和口腔、咽部白色念珠菌感染

四、总结与提炼

平喘药包括支气管扩张药、抗炎平喘药、抗过敏平喘药。常用平喘药有氨茶碱、沙丁胺醇和色甘酸钠等。

第六节

子宫兴奋药

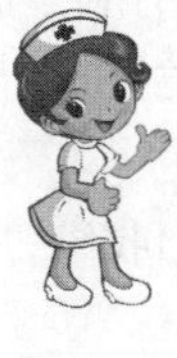

学习目标

- 正确辨认处方、选药、配药和给药。
- 交代用药注意事项。
- 正确评估和促进药物治疗效果。
- 及时发现子宫兴奋药主要不良反应。
- 子宫兴奋药用药后出现不良反应的应急处理。

工作任务

某产妇临产住院,经检查,符合各项正常分娩指征,但在生产中出现了难产,医生处方如下,请执行医嘱。

Rp

缩宫素注射剂 3 U
5%葡萄糖注射液 500 ml
用法:8～10 滴/分,静脉滴注

子宫兴奋药是一类选择性直接兴奋子宫平滑肌的药物，包括缩宫素、麦角生物碱和前列腺素等。其作用可因子宫生理状态、用药剂量的不同而有差异，用于催产、引产、产后止血、子宫复旧等。但若使用不当，可造成子宫破裂或胎儿宫内窒息等严重后果。

一、分解工作任务

首先正确辨认处方，并从药箱里选择正确的药物，认识药物的商品名、通用名和英文名。而后查看药品说明书，获取药品相关信息，如规格、药品生产厂家、药品批号、有效期或失效期等。依据处方进行给药，并评估药物效果，实施过程及时发现药物主要不良反应症状，采取初步解决措施，减轻不适与损害。

二、执行工作任务

（一）选药、给药及用药注意事项

1. *展示* 缩宫素(oxytocin)注射剂。

2. *介绍缩宫素的用药注意事项* ①无明显头盆不称及胎位异常，发生协调性宫缩乏力，致潜伏期延长、活跃期宫口扩张延缓或停滞、先露下降延缓的患者可以使用。②禁用情况：明显头盆不称，软产道梗阻，宫颈疾病，盆腔肿瘤，横位，完全性前置胎盘，瘢痕子宫，严重心血管疾病(心功能三级以上者)，骨盆狭窄。③口服易被消化酶破坏，应经肠道外给药。④作用时间短，$t_{1/2}$为5～12分钟。速度宜缓慢，最好使用输液泵准确控制进药速度，因静滴速度过快易致子宫强直性收缩，可造成胎儿死亡、胎盘早期剥离或子宫破裂等。静滴最好用三通接管，同时连接两套输液系统，先用不含本品的输液调节好滴速，然后再转换含本品的输液。同时，还应密切监护产妇和胎儿。

（二）药物疗效的观察

1. *支撑知识*

【药理作用】

(1) 兴奋子宫平滑肌：缩宫素能直接兴奋子宫平滑肌上的缩宫素受体，使子宫平滑肌收缩幅度加强、频率加快。对子宫的影响有三个特点：①与用药剂量密切相关，小剂量(2～5 U)可引起妊娠末期子宫节律性收缩，收缩的性质类似生理性分娩，使宫底收缩明显而宫颈相对松弛，有利于胎儿娩出。大剂量(5～10 U)可引起子宫强直性收缩，有造成子宫破裂或胎儿宫内窒息的危险；②与子宫部位有关；③与雌激素及孕激素水平密切相关。

(2) 促进排乳：激动乳腺的缩宫素受体，使乳腺腺泡周围的肌上皮细胞(属于平滑肌)收缩，可促进排乳。

(3) 其他作用：大剂量缩宫素能短时间地松弛血管平滑肌，引起短暂的血压降低，尚有轻度抗利尿作用。

【临床应用】

(1) 催产和引产：小剂量缩宫素用于无产道障碍而宫缩乏力的产妇，促进分娩。对于需提前终止妊娠者，可用缩宫素引产。

(2) 产后止血：注射较大剂量缩宫素(5～10 U)，迅速引起子宫强直性收缩，压迫子宫肌层内血管而止血。常加用麦角生物碱制剂以维持子宫的强直性收缩状态。

(3) 催乳：在哺乳前2～3分钟，缩宫素经鼻腔喷雾吸入或应用滴鼻剂滴鼻给药(3滴/次)，经咽部黏膜吸收后，有促进乳汁排出的作用，也可用2～5 U缩宫素肌内注射给药。

2. 学生分组讨论

(1) 下列关于缩宫素的说法是否正确：①对于无产道障碍的难产，可用小剂量缩宫素催产；②用于产后止血时，立即皮下或肌内注射较大剂量缩宫素；③用于催产时，缩宫素过量不会引起胎儿宫内窒息；④头盆不称、前置胎盘均禁用缩宫素催产或引产。

(2) 大剂量缩宫素临床可以催产吗？为什么？

3. 小组汇报和小结

(三) 药物不良反应的观察和应急处理

情景与思考

案例一 某产妇难产，检查胎位正常、无产道障碍，宫缩无力所致，医嘱用 8 U 缩宫素静脉滴注以催产。请问此方法合理吗，为什么？你认为如何处置较为妥当？

案例二 某产妇待产，宫缩无力，给予缩宫素静滴以催产，一段时间后检测不到胎心音。

1. 支撑知识

【不良反应】

(1) 一般反应：偶见恶心、呕吐和心律失常、血压下降等，使用动物脑垂体提取物的制剂，偶见过敏反应。

(2) 对子宫的影响：过量可引起子宫高频甚至持续性强直收缩，可导致胎儿宫内窒息或子宫破裂。

2. 学生分组讨论

(1) 初步判断：______________________________。

(2) 处理：______________________________。

3. 小组汇报和小结

三、认识其他子宫兴奋药(表 4-6-1)

表 4-6-1 其他子宫兴奋药分类及临床应用

药物分类	药物	临床应用
前列腺素类	地诺前列酮(dinoprostone) 地诺前列素(dinoprost) 卡前列素(carboprost)	可兴奋妊娠各期的子宫，用于妊娠中期和足月流产或引产。抗早孕，用于停经 49 天内的早孕者，可催经止孕
麦角生物碱类	麦角新碱(ergometrine) 麦角胺(ergotamine) 二氢麦角碱	兴奋子宫，麦角新碱作用最快最强，用于子宫出血和产后子宫复原。收缩血管，治疗偏头痛，常用麦角胺

四、总结与提炼

缩宫素用于催产、引产和产后出血；麦角新碱用于产后出血和产后子宫复原，禁用于催产和引产；前列腺素用于引产和药物流产。

自测题

[A_1型题]

1. 对铁剂描述错误的是(　　)
   A. Fe^{2+}需要在胃内转变为Fe^{3+}方能吸收　B. 浓茶可以妨碍铁的吸收
   C. 四环素可与铁离子形成络合物而妨碍铁的吸收　D. 同服抗酸药可妨碍铁吸收
2. 叶酸与维生素B_{12}合用可用于治疗(　　)
   A. 缺铁性贫血　B. 溶血性贫血
   C. 再生障碍性贫血　D. 巨幼红细胞性贫血
3. 临床最常用的铁剂为(　　)
   A. 右旋糖酐铁　B. 富马酸亚铁
   C. 硫酸亚铁　D. 枸橼酸铁胺
4. 下列组合中最有利于铁剂吸收的是(　　)
   A. 果糖＋枸橼酸铁胺　B. 维生素C＋硫酸亚铁
   C. 碳酸钙＋硫酸亚铁　D. 四环素＋硫酸亚铁
5. 恶性贫血的主要原因是(　　)
   A. 营养不良　B. 骨髓红细胞生成障碍
   C. 维生素B_{12}缺乏　D. 内因子缺乏
6. 铁剂可用于治疗(　　)
   A. 巨幼红细胞性贫血　B. 溶血性贫血
   C. 再生障碍性贫血　D. 小细胞低色素性贫血
7. 改善恶性贫血患者的神经症状宜用(　　)
   A. 铁剂　B. 大剂量叶酸
   C. 维生素B_{12}　D. 甲酰四氢叶酸钙
8. 口服铁剂最常见的不良反应(　　)
   A. 胃肠道反应　B. 便秘
   C. 坏死性胃肠炎　D. 血性腹泻
9. 妨碍铁剂在肠道吸收的物质是(　　)
   A. 维生素C　B. 牛奶　C. 胃酸　D. 半胱氨酸
10. 肝素的抗凝作用(　　)
   A. 仅在体内有效　B. 仅在体外有效
   C. 体内、体外均有效　D. 仅口服有效

11. 肝素及香豆素类药物均可用于( )
A. 弥散性血管内凝血
B. 防治血栓栓塞性疾病
C. 体外循环
D. 脑出血
12. 下列关于华法林的叙述哪项是错误的( )
A. 阻止凝血酶的形成
B. 口服有效
C. 体内无效
D. 与巴比妥合用,抗凝作用减弱
13. 肝素最常见的不良反应是( )
A. 变态反应
B. 消化道溃疡
C. 血压升高
D. 自发性出血
14. 肝素应用过量可注射( )
A. 维生素 K
B. 鱼精蛋白
C. 氨甲苯酸
D. 葡萄糖酸钙
15. 长期使用下列哪种药物可引起维生素 K 缺乏( )
A. 硫酸亚铁
B. 阿司匹林
C. 肝素
D. 四环素
16. 维生素 K 对下列哪种疾病所致的出血无效( )
A. 新生儿出血
B. 香豆素类过量
C. 梗阻性黄疸
D. 肝素过量致自发性出血
17. 关于双香豆素的叙述,下列哪项是错误的( )
A. 口服有效
B. 对已合成的凝血因子无对抗作用,故显效慢
C. 抗凝作用持久,停药后可维持数天
D. 体内、体外均有抗凝作用
18. 维生素 K 参与合成( )
A. 凝血酶原
B. 凝血因子Ⅱ、Ⅶ、Ⅸ、Ⅹ
C. 凝血因子Ⅱ、Ⅲ、Ⅶ、Ⅺ、Ⅹ
D. 抗凝血酶Ⅲ
19. 西咪替丁抑制胃酸分泌的机制是( )
A. 阻断 H_1 受体
B. 阻断 H_2 受体
C. 阻断 M 胆碱受体
D. 中和胃酸
20. 作用强、易吸收且产气的抗酸药物是( )
A. 氢氧化镁
B. 氢氧化铝
C. 碳酸钙
D. 碳酸氢钠
21. 氢氧化铝和三硅酸镁联合用药目的( )
A. 延长作用时间
B. 降低神经毒性
C. 减少胃肠道反应
D. 防止产气
22. 奥美拉唑的作用机制( )
A. 阻断 H_2 受体
B. 阻断质子泵
C. 阻断 M 受体
D. 阻断胃泌素受体
23. 下列关于氨茶碱的叙述,错误的是( )
A. 增强心肌收缩力
B. 舒张支气管平滑肌

C. 促进儿茶酚胺类物质释放
D. 对急症患者应加快静注速度以提高疗效

24. 抢救哮喘持续状态或其他平喘药无效的危重病例可用(　　)
A. 肾上腺素　B. 地塞米松
C. 麻黄碱　D. 异丙肾上腺素

25. 色甘酸钠预防哮喘发作是因为(　　)
A. 直接松弛支气管平滑肌　B. 稳定肥大细胞膜,抑制过敏介质释放
C. 阻断腺苷受体　D. 促进儿茶酚胺释放

26. 特布他林的平喘作用机制是(　　)
A. 阻断β受体　B. 选择性阻断 β_2 受体
C. 选择性阻断 M 受体　D. 选择性兴奋 β_2 受体

27. 用于支气管哮喘,又能用于心源性哮喘的平喘药是(　　)
A. 吗啡　B. 沙丁胺醇　C. 麻黄碱　D. 氨茶碱

28. 下列关于可待因的叙述,错误的一项是(　　)
A. 是成瘾性镇痛药　B. 镇咳作用强于吗啡
C. 适用于剧烈干咳　D. 可抑制呼吸中枢

29. 预防过敏性哮喘选用(　　)
A. 麻黄碱　B. 氨茶碱　C. 色甘酸钠　D. 沙丁胺醇

30. 不能缓解支气管哮喘急性发作的药物是(　　)
A. 沙丁胺醇　B. 色甘酸钠　C. 特布他林　D. 氨茶碱

31. 缩宫素用于催产引起的主要不良反应是(　　)
A. 抑制排乳　B. 恶心呕吐
C. 血压升高　D. 过量引起子宫持续强直收缩

32. 下列对前列腺素的描述不正确的是(　　)
A. 对各期妊娠子宫均有兴奋作用
B. 妊娠中期子宫对前列腺素最敏感,故适用于妊娠中期引产
C. 同时兴奋胃肠道平滑肌
D. 引起子宫收缩的特性与生理的分娩阵痛相似

33. 缩宫素的禁忌证(　　)
A. 头盆不称引产　B. 过期妊娠引产　C. 死胎引产　D. 产后止血

34. 麦角新碱禁用于催产引产是因为(　　)
A. 兴奋子宫平滑肌作用较弱　B. 易致血压下降
C. 对子宫颈兴奋作用明显小于子宫底　D. 作用强大,易致子宫强直性收缩

35. 对缩宫素的描述正确的是(　　)
A. 小剂量用于产后止血　B. 抑制乳腺分泌
C. 小剂量用于催产和引产　D. 治疗痛经和月经不调

36. 麦角新碱治疗产后出血的主要机制是(　　)
A. 升高血压　B. 引起子宫平滑肌强直性收缩
C. 促进纤溶系统　D. 舒张血管

37. 下列哪项不是缩宫素的作用(　　)

A. 抗利尿作用
B. 松弛血管平滑肌
C. 使乳腺泡周围的肌上皮细胞收缩
D. 小剂量引起子宫节律性收缩

38. 麦角新碱适应证有(　　)
A. 尿崩症　　B. 引产　　C. 催产　　D. 子宫出血

（王　仪）

第五章

内分泌系统疾病用药

第一节

肾上腺皮质激素类药

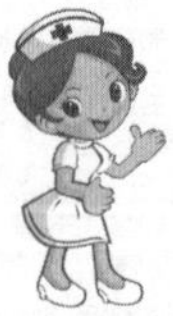

学习目标

- 正确辨认处方、选药、配药和给药。
- 正确评估和促进药物治疗效果。
- 交代用药注意事项。
- 能对患者提供合适的护理措施及健康教育。
- 能运用本单元的知识和技能综合分析和解决护理用药问题。

工作任务

患者，女性，35 岁，因双下肢反复性发作性皮疹入院。体格检查：双下肢对称性弥漫性红色皮疹，有渗出物，瘙痒难忍，余检查正常，诊断为湿疹。

Rp

氟轻松软膏 10 g×1 支

用法：适量，局部擦拭，3 次/日

肾上腺皮质激素(adrenocortical hormones)是肾上腺皮质所分泌的激素的总称，属于甾体化合物。肾上腺皮质激素可分为 3 类：盐皮质激素、糖皮质激素和性激素。临床常用的皮质激素是指糖皮质激素。

一、分解工作任务

湿疹患者，医师嘱给予氟轻松软膏。首先正确辨认处方，并从药箱里选择正确的药物，认识药物的商品名、通用名和英文名。而后查看药品说明书，获取药品相关信息，如规格、药品生产厂家、药品批号、有效期或失效期等。依据处方进行给药，并评估药物效果，实施过程及时发现药物主要不良反应症状,采取初步解决措施,减轻不适与损害。

二、执行工作任务

(一) 选药、给药及用药注意事项

1. *展示*　糖皮质激素处方,学会正确辨认。

2. *糖皮质激素的用药注意事项*　①肌注时,宜深注于臀大肌,且每次宜更换注射部位,不可注射于三角肌,以免局部肌肉萎缩。②静脉滴注时,速度宜缓慢,同时必须注意观察患者是否有乙醇所致反应,如出现头部血管剧烈搏动、搏动性头痛、呼吸困难、恶心、出汗和心跳加快等酒精中毒症状,一旦出现应立即停药,并报告医师,改用氢化可的松琥珀酸钠。

(二) 药物疗效的观察

1. *支撑知识*

【药理作用】

(1) 抗炎作用: 抗炎作用非常强大。但是本类药物不能抗感染,同时降低了机体的免疫功能,单独用于感染性炎症时,有可能加重感染。

(2) 抗免疫作用: 抑制免疫过程的许多环节。小剂量主要抑制细胞免疫;大剂量也能抑制体液免疫。要特别注意本类药物抗免疫作用不能改变个体的过敏体质,但可以有效减轻过敏症状。

(3) 抗内毒素作用: 能提高机体对细菌内毒素的耐受力,减轻细菌内毒素对机体的损害。产生明显的退热作用,减轻毒血症状。但不能中和及破坏细菌内毒素,对细菌外毒素无作用。

(4) 抗休克作用: 本类药物通过抗炎、抗免疫、抗毒等作用的综合效应能够有效地对抗休克症状,发挥抢救休克的作用。

(5) 对血液系统和代谢的影响: 增加循环血液中红细胞、血小板、中性粒细胞数和血红蛋白、纤维蛋白原含量,减少淋巴细胞、单核细胞、嗜酸性粒细胞数量;升高血糖、脂肪酸含量,增加蛋白分解,降低血钾、血钙,升高血钠。

(6) 其他作用: 引发骨质疏松及儿童骨骼发育障碍,促进胃酸、胃蛋白酶分泌,可提高食欲,促进消化;兴奋中枢,偶可诱发精神病和癫痫等。

【临床应用】　本类药物是临床护理中最常使用的药物之一。

(1) 严重感染性疾病和炎症: 可迅速缓解症状,并增强机体对有害刺激的耐受力,有助于帮助患者渡过危险期。如中毒性菌痢、中毒性肺炎、暴发性流行性脑膜炎、急性粟粒型肺结核、败血症等。必须合用足量、有效的抗菌药物;因缺乏特效抗病毒药,原则上不宜用于病毒性感染,但危重疾病,则必须用糖皮质激素迅速控制症状,防止或减轻并发症和后遗症;重要器官或特殊部位的炎症: 如结核性脑膜炎、心包炎、胸膜炎、心瓣膜炎、烧伤、关节韧带损伤性炎症、各种非特异性眼炎等,早期应用可减轻粘连和疤痕的形成,预防或减轻后遗症。

(2) 休克: 本类药物治疗感染性休克疗效最好,应早期、大剂量、突击使用,并配合足量有效的抗菌药;治疗过敏性休克,要在应用肾上腺素的基础上,加用糖皮质激素;心源性休克和低血容量性休克,必须同时进行对因治疗。

(3) 过敏性疾病和自身免疫性疾病: ①一般过敏性疾病在应用其他抗过敏药物治疗无效时,加糖皮质激素辅助治疗,如血清病、过敏性皮炎、荨麻疹、血管神经性水肿、过敏性鼻炎等。②治疗自身免疫性疾病可缓解症状,抑制病理进程,不能根治且易复发,必须采取综合治疗措施;如多发性皮肌炎、风湿性或类风湿性关节炎、肾病综合征、系统性红斑狼疮等。③糖皮质激素是很强的免疫抑制剂,可防治机体的免疫排斥反应。

(4) 其他用途：对再生障碍性贫血、血小板减少症、过敏性紫癜等有一定疗效。对儿童急性淋巴细胞性白血病有较好疗效；也可用于晚期和转移性乳腺癌及前列腺癌术后。局部用药治疗接触性皮炎、湿疹、牛皮癣等，疱疮及剥脱性皮炎等较严重的皮肤病需全身用药。

(5) 替代疗法：用于治疗急、慢性肾上腺皮质功能减退症、脑垂体前叶功能减退症及肾上腺次全切除术后的激素生理水平维持。

2. 学生分组讨论

下列患者可否使用糖皮质激素？

A. 风湿性关节炎患者

B. 感染性休克患者

C. 再生障碍性贫血患者

D. 肾上腺次全切除患者

E. 非典患者

F. 重症肺炎患者

3. 小组汇报和小结

(三) 药物不良反应的观察和应急处理

情景与思考

一男性患者，长期使用激素，出现脸变圆了，虎背熊腰等长胖现象，为什么？使用该药时告诉患者该注意些什么呢？

1. 支撑知识

【不良反应】

(1) 药源性肾上腺皮质功能亢进症：长期大剂量应用后引起糖、蛋白质、脂肪和水盐代谢紊乱，表现为向心性肥胖(满月脸、水牛背、蛙腹、四肢消瘦)、多毛、痤疮、肌无力、水肿、高血压、糖尿病、低血钾等(图 5-1-1)。一般停药后症状自行消退，无需特殊治疗。

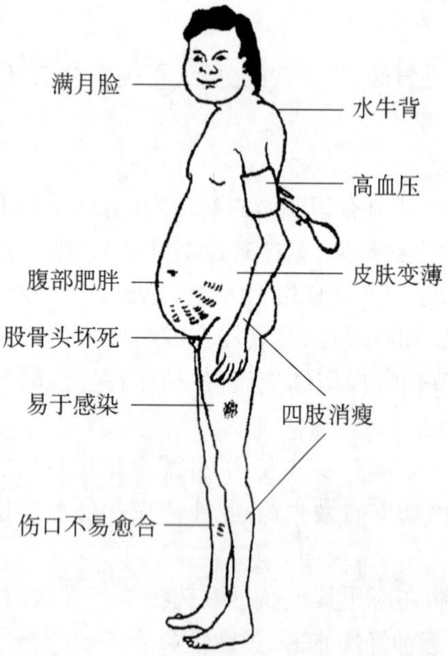

图 5-1-1 药源性肾上腺皮质功能亢进症表现示意图

(2) 诱发或加重相关疾病或并发症：如感染和消化道溃疡，出现高血压、高血脂、动脉硬化、冠心病、糖尿病；妨碍伤口愈合；引起骨质疏松，自发性骨折；抑制儿童生长发育，诱发白内障和青光眼等。

(3) 过量使用出现中枢兴奋：欣快、激动、失眠等，偶尔可诱发精神失常、癫痫，对于儿童可引起惊厥。

(4) 本类药物会抑制内源性激素的调节和分泌，出现停药反应。

1) 药源性肾上腺皮质功能减退症：长期超生理剂量使用，使肾上腺皮质发生废用性萎缩。突然停药，或停药后一段时间内遇有应激情况时，皮质激素生理剂量水平不能维持，出现肌无力、低血糖、低血压，甚至发生昏迷或休克。

2) 反跳现象：长期大剂量用药后突然停药或减量太快，使原有疾病复发或恶化的现象称为反跳现象。

【禁忌证】 严重的精神病(过去或现在)和癫痫，活动性溃疡、新近胃肠吻合术、骨折、创伤修复期、角膜溃疡、肾上腺皮质功能亢进症、严重高血压、糖尿病、孕妇、抗菌药不能控制的感染如水痘、麻疹、霉菌感染等。

2. 学生分组讨论

(1) 引起上述症状的原因：______________________________。

(2) 使用该药时应注意：______________________________。

3. 学生汇报和小结

三、常用糖皮质激素类药物分类比较(表 5-1-1)

表 5-1-1　常用糖皮质激素类药物分类比较

分类及药物	水盐代谢(比值)	糖代谢(比值)	抗炎作用(比值)	等效剂量(mg)	血浆半衰期(分钟)
短效					
氢化可的松(hydrocortisone)	1.0	1.0	1.0	20	90
可的松(cortisone)	0.8	0.8	0.8	25	90
中效					
泼尼松(prednisone)	0.3	3.5	3.5	5	>200
泼尼松龙(prednisolone)	0.3	4.0	4.0	5	>200
甲泼尼松龙(methylprednisolone)	0	5.0	5.0	4	>200
曲安西龙(triamcinolone)	0	5.0	5.0	4	>200
长效					
地塞米松(dexamethasone)	0	30	30	0.75	>300
倍他米松(betamethasone)	0	30～35	25～35	0.60	>300
外用					
氟氢可的松(fludrocortisone)	125		12		
氟轻松(fluocinolone acetonide)			40		

四、总结和提炼

糖皮质激素具有抗炎、抗毒、抗过敏和抗休克作用，对血液系统可引起四多一少症状。糖皮质激素可引起医源性肾上腺皮质功能亢进症、医源性肾上腺皮质功能减退症，诱发加重感染、糖尿病、高血压、溃疡病、精神病，停药过快要反跳。

第二节

治疗甲状腺功能紊乱药

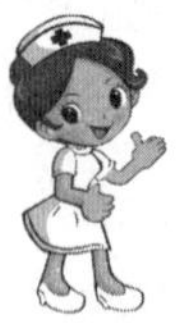

学习目标

- 正确的辨认处方、选药、配药和给药。
- 正确评估和促进药物治疗效果。
- 交代用药注意事项。
- 能对异常患者提供合适的护理措施及健康教育。
- 能运用本单元的知识和技能综合分析和解决护理用药问题。

工作任务

患者，男性，2岁。因活动过少、机体无力入院。查体：患者哭闹活动少，生长发育水平较正常儿低。实验室检查示：血清 T_3、T_4、FT_3、FT_4 均有不同程度的下降，TSH 升高，TRH 兴奋实验无反应。诊断为甲状腺功能低下。

Rp

左甲状腺素钠片　100 μg×1 瓶

用法：100 μg，口服，1次/日

甲状腺位于颈前部、喉和气管的两侧。甲状腺能促进新陈代谢和生长发育，提高神经系统的兴奋性。甲状腺激素分泌过多，可导致甲状腺功能亢进；幼儿甲状腺激素分泌不足，可导致呆小症，成人可导致黏液性水肿；食物中缺碘，甲状腺激素合成减少，导致单纯性地方性甲状腺肿。本节针对上述异常症状，介绍甲状腺激素及抗甲状腺药。

一、分解工作任务

呆小病患者需要使用甲状腺激素，甲亢患者需要使用抗甲状腺药，作为护士，要能够根据病情选药，辨认相应处方、配药及进行用药后的护理。

二、执行工作任务

（一）选药、给药及用药注意事项

1. 展示　甲状腺激素（thyroid hormone，TH）图片和实物。

2. 介绍甲状腺激素的用药注意事项　①糖尿病患者用甲状腺激素时，应注意增加胰岛素或其他降血糖药的用量。②甲状腺功能低下患者伴有肾上腺皮质功能减退或腺垂体功能减退时，使用本品作替代治疗前，必须先补充足够的肾上腺皮质激素，以防用药后代谢增强，诱发急性肾上腺皮质功能减退。③不可局部涂搽碘酊，如需用含碘造影剂作造影时，应告知医师正在接受本品治疗。④用药期间要注意患者的脉搏、呼吸、体温等的变化。

（二）药物疗效的观察

1. 支撑知识

【药理作用】　甲状腺激素由甲状腺合成、分泌，包括四碘甲腺原氨酸（T_4）和三碘甲腺原氨酸

(T_3)。T_3、T_4的生理作用相同，T_3比T_4的生物活性高。临床所用的制剂均是人工合成品。甲状腺激素是维持体内正常物质代谢、促进生长发育的重要内分泌激素。主要功能有：①维持机体的生长发育，适量甲状腺素能促进蛋白质的合成，并促进骨骼、性腺和中枢神经系统的发育。②促进机体的新陈代谢，使糖、蛋白质、脂肪的分解代谢增加。③提高中枢及心血管系统对儿茶酚胺的敏感性。

【临床应用】 多采用替代疗法补充甲状腺激素，可预防呆小病，治疗甲状腺功能减退症和黏液性水肿，亦可治疗单纯性甲状腺肿。

2. 学生分组讨论

(1) 甲状腺功能低下可能会造成什么不良后果？

(2) 甲状腺激素可以治疗什么疾病？

3. 小组汇报和小结

(三) 药物不良反应的观察与应急处理

情景与思考

一女孩，自觉肥胖，询问护士：可否服用甲状腺激素减肥？

1. 支撑知识

【不良反应】 可引起心悸、手指震颤、多汗、兴奋失眠、恐惧、体重下降等，重者可有呕吐、腹泻、高热、脉搏快而不规则。糖尿病、冠心病、快速型心律失常患者禁用。

2. 学生分组讨论

3. 小组汇报和小结

三、认识抗甲状腺药物(表5-2-1)

表5-2-1　抗甲状腺药物的临床特点

药物	药理作用	临床应用
硫脲类	抑制甲状腺激素的合成 抑制外周组织中T_4转化为T_3	• 甲亢的内科治疗 • 甲亢手术前准备：术前缓解症状，防止出现手术并发症及发生甲状腺危象，一般在术前两周同时配伍碘剂 • 甲状腺危象的辅助治疗
碘和碘化物	大剂量抗甲状腺作用；小剂量促进甲状腺激素生成。	• 单纯性甲状腺肿 • 甲状腺危象 • 甲亢术前准备
放射性碘	放射性破坏甲状腺组织	• 甲状腺功能亢进症的治疗 • 甲状腺功能检查
β受体阻断药	抑制交感神经活性	甲亢的辅助治疗

1. 学生分组讨论

下列各种情况的治疗药物分别是什么？

A. 甲亢术前准备
B. 甲亢危象
C. 甲状腺功能检查
D. 甲亢辅助治疗
E. 甲亢一般检查
2. 小组汇报和小结

四、总结与提炼

甲状腺激素可预防呆小病，治疗甲状腺功能减退症和粘液性水肿。亦可治疗单纯性甲状腺肿。抗甲状腺药分为4类：硫脲类、碘和碘化物、放射性碘及β受体阻断药。甲状腺功能亢进患者内科治疗须长期用药，一般使用硫脲类药物，甲状腺功能亢进术前、甲亢危象治疗一般使用大剂量碘合用硫脲类药物。

第三节 治疗糖尿病药

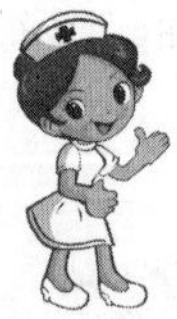

学习目标

> 正确辨认处方、选药、配药和给药。
> 正确评估和促进药物治疗效果。
> 交代用药注意事项。
> 能对糖尿病患者提供合适的护理措施及健康教育。
> 能运用本单元的知识和技能综合分析和解决护理用药问题。

工作任务

患者，男性，32岁，因多饮多食消瘦入院。辅助检查示：空腹血糖13 mmol/L，诊断Ⅰ型糖尿病。

Rp
胰岛素注射剂 ×2支
用法：1 U，饭前半小时皮下注射，3次/日

糖尿病是一常见的慢性代谢性疾病，日益成为一个社会公众问题。糖尿病可分为Ⅰ型糖尿病(胰岛素依赖型糖尿病)和Ⅱ型糖尿病(胰岛素非依赖型糖尿病)。降糖药是指通过调节糖代谢降低血糖，治疗糖尿病的药物。主要包括胰岛素和口服降糖药两大类。

一、分解工作任务

糖尿病患者，医师嘱给予胰岛素(insulin)。首先正确辨认处方，并从药箱里选择正确的药物，认识药物的商品名、通用名和英文名。而后查看药品说明书，获取药品相关信息，如规格、药品生产

厂家、药品批号、有效期或失效期等。依据处方进行给药,并评估药物效果,实施过程及时发现药物主要不良反应症状,采取初步解决措施,减轻不适与损害。

二、执行工作任务

(一) 选药、给药及用药注意事项

1. *展示* 胰岛素的图片和实物。

2. *介绍胰岛素的用药注意事项* ①不可直接从冰箱取出即用,故应于注射前约半小时从冰箱取出备用,或用手握至温度与体温相同再用。②如有沉淀、混浊、变色不可使用。③抽取胰岛素时,应避免针头将消毒液带入药液而引起胰岛素变性而出现沉淀。④给药期间应定期检查血糖、尿糖、尿酮体、血钾、肾功能、视力、眼底视网膜血管、血压及心电图,注意监测患者对于药物的反应性,及时调整剂量。

(二) 药物疗效的观察

1. *支撑知识*

【药理作用】 胰岛素口服易被消化酶破坏,作用时间短,需反复注射用药。将珠蛋白、精蛋白等与之结合可形成中效、长效制剂。主要作用有:

(1) 胰岛素使血糖的去路增加,来源减少而降低血糖。

(2) 抑制脂肪分解,促进脂肪合成和贮存,使血中游离脂肪酸和酮体的生成减少。

(3) 促进氨基酸的转运和蛋白质的合成,抑制蛋白质分解。

(4) 促进钾离子进入细胞内,使血钾浓度降低。

【临床应用】

(1) 糖尿病:①Ⅰ型糖尿病。②饮食疗法与口服降血糖药治疗无效的Ⅱ型糖尿病。③糖尿病继发各种急性或严重并发症,如酮症酸中毒、非酮症高渗性昏迷等。④糖尿病合并高热、严重感染等严重疾病。⑤糖尿病患者处于妊娠、创伤、手术等各种应激状态时。

(2) 纠正细胞内缺钾,防治心肌梗死等心脏疾病导致的心律失常。一般由胰岛素、葡萄糖、氯化钾组成极化液合剂(简称 GIK 液)。

2. *学生分组讨论*

下列各类患者的治疗药物是什么?

A. Ⅰ型糖尿病患者

B. 血钾偏高患者

C. Ⅱ型糖尿病患者

D. 合并感染的糖尿病患者

E. 非酮症高渗性昏迷患者

3. *小组汇报和小结*

(三) 药物不良反应的观察与应急处理

1. *支撑知识*

【不良反应】

(1) 低血糖反应:胰岛素给药不当可出现明显的低血糖反应,是最常见的不良反应,要指导患者及家属采取必要的预防措施。

(2) 变态反应:表现为药热、皮疹、荨麻疹及血管神经性水肿等,偶可发生过敏性休克。

(3) 胰岛素抵抗:创伤、感染、手术、情绪激动等原因可降低胰岛素作用,长期应用体内产生胰

岛素的抗体或胰岛素受体数量下调，也可出现胰岛素抵抗现象。

2. **学生分组讨论**

下列患者为什么会出现不良反应，如何处理？

A. 患者一，胰岛素使用过程中突感饥饿，大汗淋漓。

B. 患者二，胰岛素使用过程中出现皮肤红疹，随之血压下降，休克。

C. 患者三，长期使用胰岛素后，感觉效果下降。

D. 患者四，长期使用胰岛素后，局部皮肤萎缩。

3. **小组汇报和小结**

三、认识口服降血糖药

情景与思考

患者，男性，52岁，因体检时血糖偏高入院。多饮、多尿症状不明显，体重下降3 kg（2个月内）。身高174 cm、体重86 kg；彩超提示重度脂肪肝，诊断Ⅱ型糖尿病。

Rp

盐酸二甲双胍片剂　0.25 g×18片

用法：0.5 g　口服　3次/日

1. **支撑知识**　各种口服降血糖药的比较见表5-3-1。

表5-3-1　口服降血糖药的临床特点

类型	作用特点	临床应用
磺酰脲类	直接刺激胰岛素β细胞释放内源性胰岛素而发挥作用，并可抑制胰岛素α细胞，减少胰高血糖素的释放	胰岛功能尚存的Ⅱ型糖尿病且单用饮食控制无效患者
双胍类	能降糖尿病患者血糖，但对正常人血糖几无影响	轻、中度Ⅱ型糖尿病单用饮食控制无效患者，适用于肥胖型患者。单用磺酰脲类药不能控制血糖者可与本类药联合使用。可发生胃肠反应和乳酸酸中毒，肝肾功能不全者禁用
α-葡萄糖苷酶抑制药	竞争性抑制小肠葡萄糖苷酶的活性，从而延缓葡萄糖的吸收，降低餐后血糖	轻症糖尿病及磺酰脲类、双胍类药物抑制餐后血糖不理想患者
胰岛素增敏药	特异性提高机体对胰岛素的敏感性，降低血糖	主要用于其他口服降糖药疗效不佳的Ⅱ型糖尿病患者，尤其是伴有胰岛素抵抗的糖尿病患者
非磺酰脲类促胰岛素分泌药	模仿胰岛素的生理性分泌，有效地控制餐后血糖	主要用于Ⅱ型糖尿病患者，老年糖尿病患者，糖尿病肾病患者

2. **学生分组讨论**

下列各种患者的治疗药物是什么？

A. 合并有肥胖的糖尿病患者

B. 胰岛功能尚存的糖尿病患者

C. 餐后血糖过高的糖尿病患者

3. 小组汇报和小结

四、总结与提炼

常用糖尿病药物治疗有胰岛素和口服降糖药。胰岛素主要治疗Ⅰ型糖尿病,口服降糖药主要用于治疗Ⅱ型糖尿病。

自测题

[A_1型题]

1. 使用糖皮质激素治疗的患者宜选用(　　)
   A. 低盐、低糖、高蛋白饮食
   B. 低盐、高糖、低蛋白饮食
   C. 高盐、低糖、低蛋白饮食
   D. 高盐、高糖、高蛋白饮食
2. 糖皮质激素用于严重感染性疾病时必须(　　)
   A. 逐渐加大剂量
   B. 与足量有效的抗菌药合用
   C. 加用促皮质激素
   D. 用药至症状改善后一周以巩固疗效
3. 与糖皮质激素抗休克机制无关的是(　　)
   A. 提高机体对细菌内毒素的耐受力
   B. 稳定溶酶体膜,减少心肌抑制因子的释放
   C. 抑制心脏的收缩力
   D. 降低对缩血管药物的敏感性
4. 糖皮质激素的抗毒作用是(　　)
   A. 破坏细菌内毒素
   B. 中和细菌外毒素
   C. 杀菌或抑菌作用
   D. 提高机体对内毒素的耐受力
5. 长期应用糖皮质激素可引起(　　)
   A. 高血钾
   B. 高血钙
   C. 低血糖
   D. 低血钾
6. 糖皮质激素诱发和加重感染的主要原因是(　　)
   A. 患者对激素不敏感
   B. 激素剂量不够
   C. 使用激素时没有应用有效抗生素
   D. 激素抑制免疫反应,降低机体抵抗力
7. 糖皮质激素不具有哪种作用(　　)
   A. 促进糖异生
   B. 抗炎作用
   C. 抗毒作用
   D. 缩短凝血时间
8. 糖皮质激素用于严重感染是因为(　　)
   A. 加强抗菌作用
   B. 维持血糖水平
   C. 抗炎、抗毒、抗过敏、抗休克作用
   D. 增加中性粒细胞作用
9. 治疗甲状腺危象宜选用(　　)
   A. 大剂量碘与硫脲类合用
   B. 大剂量碘单用
   C. 小剂量碘与硫脲类合用
   D. 小剂量碘单用

10. 甲亢术前准备宜用(　　)
A. 大剂量碘单用
B. 大剂量碘与硫脲类合用
C. 小剂量碘单用
D. 小剂量碘与硫脲类合用

11. 下列药物的副作用以白细胞减少为主要的是(　　)
A. 碘制剂　B. 甲状腺激素　C. 硫脲类药物　D. 胰岛素

12. 下列哪个药物可用于治疗呆小病(　　)
A. 他巴唑　B. 放射性碘　C. 大剂量碘剂　D. 甲状腺激素

13. 关于甲状腺激素生理作用描述错误的是(　　)
A. 促进蛋白质合成
B. 促进神经系统发育
C. 促进物质代谢,增加耗氧量,提高基础代谢率(BMR)
D. 降低中枢神经和机体对儿茶酚胺的敏感性

14. 甲状腺制剂主要用于(　　)
A. 黏液性水肿
B. 尿崩症的辅助治疗
C. 甲状腺危象的综合治疗
D. 甲亢术前准备

15. 以下哪项是甲状腺功能亢进患者应用硫脲类药物停药的指标(　　)
A. 基础代谢接近正常
B. 症状减轻或消失
C. 白细胞降至 3 000 以下
D. 出现淋巴结肿大

16. 胰岛素的常用给药途径是(　　)
A. 口服　B. 皮下注射　C. 静脉注射　D. 肌内注射

17. GIK 极化液适用于(　　)
A. 糖尿病酮血症患者
B. 精神分裂症
C. 防治心肌梗死时的心律失常
D. 糖尿病合并感染患者

18. 对胰岛功能完全丧失的糖尿病患者无效的口服降血糖药是(　　)
A. 胰岛素　B. 格列本脲　C. 二甲双胍　D. 苯乙双胍

（严祖培）

第六章

心血管系统疾病用药

第一节

抗高血压药

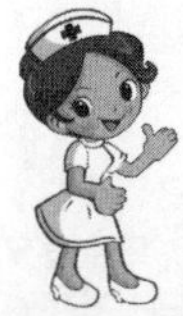

学习目标

- 正确辨认处方、选药、配药和给药。
- 正确评估和促进药物治疗效果。
- 交代用药注意事项。
- 及时发现抗高血压药主要不良反应。
- 抗高血压药用药后出现不良反应的应急处理。

工作任务

患者，男性，42岁，头晕、头痛1年，加剧2天，伴胸闷、心悸，右侧肢体麻木，患者平素体尚健，今天因同妻子发生口角后突然晕倒在地，被送到医院抢救。请问该男子可能患什么病？

抗高血压药，又称降压药，用于治疗高血压。高血压是严重危害人民健康的常见病，抗高血压药是对症治疗药，高血压患者常常需要终生用药，才能保持血压正常和平稳，减少或防止并发症，降低死亡率，延长寿命。血压是由血容量、心排血量和外周血管阻力等要素维持。抗高血压药通过直接或间接影响这些要素而降低血压。

一、分解工作任务

本次课程工作任务分解：认识高血压病→根据各种患者的不同病情选用不同的抗高血压药→辨认各类常用抗高血压药的处方→配药给药→观察疗效→不良反应用药护理。

二、执行工作任务

(一) 学会氢氯噻嗪的应用和护理

情景与思考

患者,男性,50岁,体检时发现血压呈150/95 mmHg,既往体健,无高血压家族史。请为如下医嘱正确选药和给药,用药期间有何注意事项?

Rp
氢氯噻嗪 25 mg×100片
用法:25 mg,口服,3次/日

1. *展示* 氢氯噻嗪(hydrochlorothiazide)的实物和图片。
2. *支撑知识* 氢氯噻嗪的药理作用、临床应用及不良反应(表6-1-1)。

表6-1-1 氢氯噻嗪的药理作用、临床应用及不良反应

项目	具体内容
药理作用	氢氯噻嗪降压作用温和而持久,长期应用无明显耐受性 • 用药初期:排钠利尿,使得细胞外液容量降低,心排血量减少 • 长期使用:平滑肌细胞内 Na^+ 浓度降低,减小血管阻力
临床应用	降低高血压患者脑卒中和心力衰竭的发病率和死亡率,一般使用小剂量:12.5~25 mg。若25 mg仍不能有效地控制血压,则应合用或换用其他类型抗高血压药
健康教育	• 平时饮食中进食富含钾的食品,如瘦肉、海产品等 • 有痛风、肾功能不全及糖尿病患者,慎用噻嗪类利尿剂
不良反应	• 小剂量短期无明显不良反应 • 长期大量:电解质改变,使得血钾降低,血脂、血糖及尿酸均增高
注意事项	• 注意监测血压是否已降至正常 • 注意监测血钾,可合并用留 K^+ 利尿药或合用转化酶抑制药以减少 K^+ 的排出或口服补钾

(二) 学会硝苯地平的应用和护理

情景与思考

患者,女性,68岁,因心绞痛入院,入院检查示:血压160/95 mmHg,血糖12 mmol/L,医师医嘱如下,此时,你刚好当班,请执行医嘱。

Rp
硝苯地平 10 mg×100片
用法:10 mg,口服,3次/日

1. *展示* 硝苯地平(nifedipine)的实物和图片。
2. *支撑知识* 硝苯地平的药理作用、临床应用及不良反应(表6-1-2)。

表 6-1-2 硝苯地平的药理作用、临床应用及不良反应

项目	具体内容
药理作用	抑制 Ca^{2+} 内流,使小动脉舒张引起血压下降,冠脉血管、脑血管扩张,冠脉流量、侧支循环、脑血流量增加,交感神经活性反射性增加,导致心率加快
临床应用	• 高血压:对轻、中、重度高血压均有降压作用 • 高血压合并心绞痛或肾脏疾病、糖尿病、哮喘、高脂血症 • 恶性高血压患者
健康教育	• 从小剂量开始服用,视患者的耐受性和对心绞痛的控制情况逐渐调整。过量服用硝苯地平可导致低血压。如果病情紧急,可嚼碎服或舌下含服 10 mg/次,根据患者对药物的反应,决定是否再次给药 • 在剂量调整期或加量、合用其他降压药时,特别是合用 β 受体阻滞剂时,需监测血压,防止患者出现严重的低血压症状。药物过量导致临床上出现低血压的患者,应及时给予心血管支持治疗,包括心肺监测、抬高下肢、注意循环血容量和尿量。若无禁忌证可用血管收缩药(去甲肾上腺素)恢复血管张力和血压 • 水肿多初发于下肢末端,可用利尿剂治疗。对于伴充血性心力衰竭的患者,需分辨水肿是否是左室功能进一步恶化所致
不良反应	• 服药后可能出现外周水肿、头晕、头痛、恶心、乏力和面部潮红 • 服药后出现一过性低血压,多不需要停药 • 还可见心悸、鼻塞、胸闷、气短、便秘、胃肠痉挛、腹胀、肌肉痉挛、精神紧张,减量或与其他抗心绞痛药合用则好转 • 长期给药不宜骤停,以免发生停药综合征而出现反跳现象
配药注意	• 与 β 受体阻滞剂同时使用可能出现严重的低血压 • 与地高辛同时使用时可导致地高辛清除率降低 • 与奎尼丁同时服用时,奎尼丁浓度下降 • 西咪替丁或雷尼替丁可使本药的浓度轻度增加

(三) 学会普萘洛尔的应用和护理

情景与思考

患者,男性,68 岁,因哮喘发作入院。其家属主述,刘某既往血压较高,服用利尿药后血压控制不佳,自行加服普萘洛尔后,出现哮喘现象入院。为何会出现哮喘?如何进行恰当的护理?

1. **展示** 普萘洛尔(propranolol)实物和图片。
2. **支撑知识** 普萘洛尔的作用、临床应用及注意事项(表 6-1-3)。

表 6-1-3 普萘洛尔的药理作用、临床应用及注意事项

项目	具体内容
药理作用	• 阻断 β_1 受体→抑制心脏→降低心排血量 • 阻断 β_2 受体→抑制肾小球球旁细胞→肾素分泌减少→血压下降 • 阻断中枢 β 受体→交感神经系统活性降低

（续表）

项目	具体内容
临床应用	• 心排血量及肾素活性偏高者疗效较好 • 高血压伴有心绞痛、偏头痛、焦虑症
健康教育	• 下列情况应禁用：①支气管哮喘；②心源性休克；③心传导阻滞（Ⅱ°至Ⅲ°房室传导阻滞）；④重度心力衰竭；⑤窦性心动过缓 • 长期用本品者撤药须逐渐递减剂量，至少经过 3 天，一般为 2 周，不宜骤停，以免发生停药综合征而出现反跳现象
注意事项	• 定期检查血常规、血压、心功能、肝功能、肾功能，糖尿病患者应定期查血糖 • 严密观察血压及心律变化，如心律减慢应立即停药 • 长期应用少数患者可出现心力衰竭，可用洋地黄苷类和（或）利尿药纠正，并逐渐减量停用 • 发生反跳现象时，迅速用药控制症状，再减量停药 • 与钙拮抗药合用时，可诱发和加重心力衰竭 • 与利血平同用，两者作用相加，β 受体阻滞作用增强，有可能出现心动过缓及低血压 • 与洋地黄苷类药物同用，可发生房室传导阻滞而致心率过慢，故须严密观察 • 与可乐定同用而须停药时，须先停用本品，数天后再逐步减停可乐定，以免血压波动 • 可影响血糖水平，故与降糖药同用时，须调整后者的剂量 • 合用西咪替丁、肼屈嗪、呋塞米可使普萘洛尔浓度升高

（四）学会卡托普利和氯沙坦的应用和护理

情景与思考

王某，男性，高血压患者，曾服用氢氯噻嗪和卡托普利，因干咳难以忍受，在医生指导下将卡托普利改为氯沙坦，医嘱如下，咳嗽症状消失，血压控制良好。卡托普利治疗为何会出现干咳？如何进行恰当的护理？

Rp

卡托普利片　12.5 mg×100 片

用法：12.5 mg，口服，3 次/日

氢氯噻嗪片　25 mg×100 片

用法：25 mg，口服，3 次/日

氯沙坦钾片　50 mg×100 片

用法：50 mg，口服，1 次/日

1. *展示*　卡托普利（captopril）、氯沙坦（losartan）实物和图片。

2. *支撑知识*　卡托普利和氯沙坦的药理作用、临床应用及用药护理（表 6-1-4）。

表 6-1-4　卡托普利和氯沙坦的药理作用、临床应用及用药护理

药物	项目	具体内容
卡托普利	药理作用	• 降压作用：口服卡托普利 1 小时内血压降低 15%～25%，收缩压降低明显 • 靶器官保护作用：长期降压治疗能减轻或逆转高血压所致的心室重构和血管重构，保护靶器官的功能

（续表）

药物	项目	具体内容
卡托普利	临床应用	• 各型高血压：合并有糖尿病及胰岛素抵抗、左心室肥厚、心力衰竭、急性心肌梗死患者。与利尿药及β受体阻断药联合用药治疗重型或顽固性高血压疗效较好 • 慢性心功能不全：常用于强心苷和利尿药治疗效果不佳的慢性心功能不全的治疗
	用药护理	• 观察降压疗效，患者出现干咳则须停药 • 高血钾者禁用 • 可出现青霉胺样反应，如皮疹、嗜酸细胞增多、瘙痒、胃痛、口腔溃疡、味觉减退、白细胞减少、发热、淋巴结肿大、肝功能损害等 • 需空腹服药，因进食可使药物吸收减少50% • 用药后1～2周才能达到最大效应，应坚持按医嘱服药
氯沙坦	药理作用	• 降压缓慢，一般1周起效，6周降压明显 • 作用强、平稳、持久，每天用药1次，持续24小时以上
	临床应用	本药可用于各型高血压，无刺激性干咳和血管神经性水肿等不良反应

三、总结与提炼

原发性高血压无法根治，需要终身治疗。通过个体化用药一般将血压控制在140/90 mmHg以下，可以大幅度减少高血压并发症的发生率。在非药物治疗的辅助下，轻度高血压可选择单一用药，中、重度高血压提倡联合用药。

第二节

抗心绞痛药

学习目标

> 正确的辨认处方、选药、配药和给药。
> 交代用药注意事项。
> 正确评估和促进药物治疗效果。
> 及时发现抗心绞痛药主要不良反应。
> 抗心绞痛药用药后出现不良反应的应急处理。

工作任务

患者，男性，68岁，爬楼梯时突发胸闷、心慌，患者以往有冠心病、高血压病史，不规则用药。此时，你刚好当班，请执行医嘱。

Rp

硝酸甘油片　0.5 mg×10片

用法：0.5 mg，舌下含服，必要时

心绞痛(angina pectoris)是冠心病的常见症状，主要表现为胸骨后或心前区绞痛或闷痛，并放射至左上肢。常发生在冠心病等患者情绪激动或活动过多时，此时交感神经兴奋，心肌收缩力增加，心率加快，以致心肌需氧供不应求，导致心肌缺氧而出现心绞痛。目前临床常用的抗心绞痛药有三类：硝酸甘油、β受体阻断药和钙通道阻滞药等。如何正确地指导患者用药，对抗心绞痛药的用药护理是护理工作人员应该掌握的一项技能。

一、分解工作任务

运动后患者出现胸闷心慌，护士执行医嘱给予硝酸甘油。首先在给药前需正确的辨认处方，并从药箱里选择正确的药物，认识药物的商品名、通用名及英文名。而后查看药品说明书，获取药品相关信息，如规格、药品批号、有效期或失效期及药品生产厂家等。按照处方备药，并通过交谈对患者进行健康评估。接下来依据处方进行给药，并进行用药指导。给药后评估药物效果，在实施过程及时发现药物主要不良反应症状，采取初步解决措施，减轻不适与损害。

本次课程工作任务具体分解：辨认处方或医嘱，备药，患者评估→实施给药及用药指导→药物疗效的观察→不良反应的观察→用药后出现不良反应的应急处理。

二、执行工作任务

（一）选药、给药及用药注意事项

1. *展示* 硝酸甘油(nitroglycerin)的实物和图片。

2. *介绍硝酸甘油的用药注意事项* ①口服后受多方面的影响，生物利用度仅8%，舌下含服的生物利用度为80%。硝酸甘油舌下含服可经口腔黏膜迅速吸收，2～5分钟出现作用。②舌下含服给药时，应嘱患者取坐位或半卧位，用药后应休息15～20分钟，不可过早活动。若用药3片仍然无效反而症状加重时，应警惕心肌梗死可能性，立即报告医师。③用药过程中应告知患者，携带本品时切勿放在贴身的衣服口袋中，以免长期受体温影响而降低疗效。④药物应存放在密闭避光的棕色玻璃瓶内，预感有心绞痛发作时应及时用药。

（二）药物疗效的观察

1. *支撑知识*

【药理作用】 硝酸甘油扩张容量血管，减少回心血量，降低心脏前负荷，从而缩小心室容积，降低心室壁张力，减少心肌耗氧量；扩张阻力血管，降低外周血管阻力，减轻心脏后负荷，减少心脏做功，缩短射血时间，从而减少耗氧量；小剂量硝酸甘油能解除冠状动脉痉挛，增加供血；能舒张较大的心外膜血管和动脉狭窄部位的侧支循环，迫使血流从输送血管经侧支血管较多地流入缺血区，增加缺血区供血量；硝酸甘油通过舒张静脉而降低室壁张力，加上其扩张心内膜血管作用，使得心内膜下的血氧供应明显增加，从而减轻心肌缺血，缓解心绞痛。

【临床应用】

(1) 心绞痛：舌下含服能迅速缓解各型心绞痛发作，效果确实可靠，常作为首选药使用。必要时可采取静脉滴注。为预防晚间发作，可将2%硝酸甘油软膏涂于前臂、胸部或背部皮肤，这样吸收缓慢，作用可维持4～6 h。硝酸甘油与β受体阻断药合用能提高疗效。硝酸甘油含服片：一次0.3 mg，舌下含服；缓释片：2.5 mg，一天2次，一次1片；喷雾剂：发作时喷于口腔黏膜或舌面1～2次。

(2) 急性心肌梗死：早期使用硝酸甘油可增加缺血区心肌的血流量，降低心肌耗氧量，减轻心肌损害，缩小梗死面积。

(3) 慢性心功能不全：硝酸甘油可作为减轻心脏负荷药，用于治疗慢性心功能不全。硝酸甘油用药后有效的表现是：面色发红，心绞痛缓解。

2. 学生分组讨论

(1) 心绞痛的治疗首选哪种药物？为什么？

(2) 硝酸甘油常用的给药方式是什么？为什么？

(3) 硝酸甘油治疗心肌梗死在何时用药？用药剂量和方式如何？

3. 小组汇报和小结

(三) 药物不良反应的观察和应急处理

情景与思考

案例一 患者，男性，68岁，突发心绞痛来院就诊，按医嘱给予硝酸甘油片0.5 mg舌下含服，用药后患者胸闷、心慌好转，出现脸红、头痛，为什么会出现这种症状？如何给予合适的护理措施？

案例二 有一心绞痛患者，以前每次发作时都可用硝酸甘油缓解，可今天发作时用了3片都没见疼痛缓解，请问该患者用药无效可能是什么原因？该怎样处理？

1. 支撑知识

【不良反应】

(1) 血管舒张作用：皮肤发红、搏动性头痛、眼内压升高、直立性低血压及晕厥。血压过度降低可反射性引起交感神经兴奋，心率加快，心肌耗氧量增加，与β受体阻断药合用可以预防。

(2) 大剂量可加重心绞痛发作。

(3) 快速耐受性：连续用药后可出现耐受性，停药1～2周后，耐受性可消失。临床可通过调整给药剂量，减少给药频率，采用最小剂量以及间歇给药减少耐受性的发生。

(4) 超剂量时还会引起高铁血红蛋白血症。

2. 学生分组讨论

(1) 初步判断：____________________________________。

(2) 处理：______________________________________。

3. 小组汇报和小结

三、认识其他抗心绞痛药(表6-2-1)

表6-2-1 普萘洛尔和硝苯地平的药理作用、临床应用及不良反应

项目	药理作用	临床应用	不良反应	用药护理
β肾上腺素受体阻断药(普萘洛尔)	• 阻滞β受体，抑制心脏收缩，降低心肌耗氧量，而缓解心绞痛 • 能改善缺血区心肌的供血和供氧 • 能减慢心率，使舒张期延长，从而增加冠脉的灌流时间，更有利于血液从心外膜血管流向	• 稳定型和不稳定型心绞痛。尤其适用于伴有高血压或心律失常的心绞痛患者 • β受体阻断药与硝酸酯类药合用治疗心绞痛可增加疗效，克服两者单用时的某	• 可见乏力、嗜睡、头晕、失眠等 • 支气管哮喘、低血压、心动过缓、房室传导阻滞、心功能不全患者禁用	• 用药过程中应注意监测患者心率、血压、EKG变化等 • 长期服药不能随意骤然停药 • 饭前服用，服用本药应戒烟

（续表）

项目	药理作用	临床应用	不良反应	用药护理
	易缺血的心内膜区 • 对伴有高血压或心律失常者更为适用	些不良反应 • 对变异型心绞痛无效,甚至加重病情		
钙拮抗剂(硝苯地平)	• 阻滞钙离子内流,舒张阻力血管,降低心脏后负荷,并使心肌收缩力减弱,心率减慢,心脏做功减少,从而降低心肌耗氧量 • 扩张冠状动脉,增加侧支循环血流量,增加缺血区血流量 • 阻滞钙离子内流,保护线粒体的结构和功能,使缺血心肌得以存活	各型心绞痛,尤适用于变异型心绞痛,与β受体阻断药合用较为理想	可引起头痛、心率加快、眩晕、面部潮红、直立性低血压等。与此药引起血管扩张有关	应提前告知患者,用药后防止剧烈体位变化

四、总结与提炼

硝酸酯类和亚硝酸类是临床上最常用的一类抗心绞痛药。β肾上腺素能受体阻滞剂对劳力型心绞痛有肯定治疗效果;钙拮抗剂对各型心绞痛均有明显疗效,尤其是变异型心绞痛。

硝酸甘油作为防治心绞痛的首选药,主要给药途径是舌下含服,给药时取坐位。如果三片无效应考虑病情加重,药物失效或产生耐药性。此时应报告医生,采取相应的处理措施。

第三节

抗心律失常药

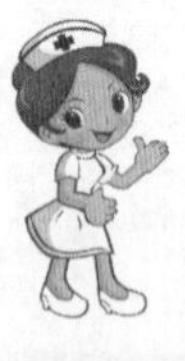

学习目标

- 正确辨认处方、选药、配药和给药。
- 正确评估和促进药物治疗效果。
- 交代用药注意事项。
- 及时发现抗心律失常药主要不良反应。
- 用药后出现不良反应的应急处理。

工作任务

患者,男性,60岁,突然感觉心跳加快,无法再入睡,心率120次/分钟,去医院检查,初步诊断:室上性心动过速,用维拉帕米治疗,请执行处方。

Rp

维拉帕米　40 mg×100片

用法:40 mg,口服,3次/日

心律失常(arrhythmia)是常见的心血管疾病。起搏器、心脏复律、导管消融术和外科手术等可以用于治疗某些心律失常,但抗心律失常药物的使用十分广泛。抗心律失常药物的安全范围较窄,有致心律失常作用,甚至致死。故心律失常的治疗主要应针对原发病,去除心律失常的诱因。采用抗心律失常药物治疗,需要认真斟酌其利弊,用药护理很重要。

一、分解工作任务

室上性心动过速患者,医师嘱给予维拉帕米治疗。首先正确辨认处方,并从药箱里选择正确的药物,认识药物的商品名、通用名和英文名。而后查看药品说明书,获取药品相关信息,如规格、药品生产厂家、药品批号、有效期或失效期等。依据处方进行给药,并评估药物效果,实施过程及时发现药物主要不良反应症状,采取初步解决措施,减轻不适与损害。

二、执行工作任务

(一) 选药、给药及用药注意事项

1. *展示*　维拉帕米(verapamil)的实物和图片。

2. *介绍抗心律失常药的分类(表 6-3-1)*　心律失常是心跳频率和节律的异常。临床通常分为两类,即缓慢型和快速型心律失常。前者常用阿托品及异丙肾上腺素治疗;后者的治疗比较复杂。本节所述的药物是治疗快速型心律失常的药物。

表 6-3-1　抗心律失常药的分类及作用机制

分类	作用机制	代表药
Ⅰ类: 钠通道阻滞药	Ⅰa:适度阻滞钠通道,减慢传导	奎尼丁、普鲁卡因胺、丙吡胺(达舒平、异脉定)
	Ⅰb:轻度阻滞钠通道,传导略减慢或不变	利多卡因、美西律、妥卡胺、苯妥英钠
	Ⅰc:明显阻滞钠通道,明显减慢传导	氯卡尼、恩卡尼、普罗帕酮(心律平)、莫雷西嗪
Ⅱ类: β肾上腺素受体阻断药	阻滞β肾上腺素受体,减慢心率	普萘洛尔(心得安)、美托洛尔(倍他乐克)、阿替洛尔(氨酰心安)
Ⅲ类: 动作电位延长药	阻断钾通道与延长动作电位时长	胺碘酮(可达隆)、索他洛尔(心得怡)、溴苄铵(特兰新)
Ⅳ类: 钙通道阻滞药	阻滞钙离子通道,降低心脏收缩力	维拉帕米(异搏定)、地尔硫䓬(合心爽、恬尔心)

3. *介绍抗心律失常药的用药注意事项*　①几乎所有抗心律失常药均可致心律失常,而且抗心律失常药作用越强,其致心律失常作用越大。因此,必须遵医嘱准确给予抗心律失常药物。②安全范围均较小。用药期间应密切注意血压、心率和心律,特别静脉给药宜缓慢,用药过程中进行心电监护,严密观察心电图的变化。不可随意加大用药剂量和给药速度。③抗心律失常药物的疗效,可因缺氧、缺钾、缺镁、休克、心力衰竭、甲亢、心肌损害程度不同而不同。

(二) 药物疗效的观察

1. *支撑知识*　常用抗心律失常药的临床应用和用药护理(表 6-3-2)。

表6-3-2 抗心律失常药物的临床应用和用药护理

药物	临床应用	用药护理
奎尼丁(quinidine)	广谱,各种快速型心律失常	告知患者用药早期可有腹泻,多数很快停止,不必惊慌。用药期间如感头晕,应立即卧床休息,避免驾驶、高空作业或机械操作。药物相互作用:与地高辛合用时,应减少地高辛用量;与药酶诱导剂合用时可加速代谢,使血药浓度降低;与普萘洛尔、维拉帕米、西咪替丁合用时用应减少本药剂量
普鲁卡因胺(procainamide)	广谱抗心律失常药	静脉给药宜缓慢,严密观察血压变化,做好心电监护。用药期间不宜饮用含咖啡因的饮料,勿饮酒,避免驾驶、高空作业或机械操作。长期或大剂量用药患者应定期查血象、肝功能
利多卡因(lidocaine)	首选于急性心肌梗死患者的室性心律失常。器质性心脏病引起的室性心律失常,如洋地黄中毒、外科手术,特别是危急患者	不宜口服。维持时间短,用药后应注意观察不良反应征兆,一旦出现及时调整用药剂量或停药,并采取相应的处理措施
苯妥英钠(phenytoin sodium)	室性心律失常及强心苷中毒所致的室上性和室性心律失常	静脉给药宜缓慢,用药过程中进行心电监护,严密观察心电图的变化
普罗帕酮(propafenone)	室上性及室性早搏、心动过速及预激综合征伴心动过速或心房纤颤者	静脉用药过程进行心电监护。年老体弱者给药后应卧床休息1~2小时,起床时应扶持,以免坠床。用药期间应定期查血象、肝功能
普萘洛尔(propranolol)	室上性心律失常,尤其是与交感神经兴奋有关的各种室上性心律失常。对运动、情绪激动、甲亢、嗜铬细胞瘤、折返性室上性心动过速有效	用药过程中应密切观察和随访用药后的不良反应,一旦出现较严重不良反应应立即停药并报告医师,对症处理。长期用药后如需停药则应缓慢减量停药,骤然停用会出现撤药综合征。对有病态窦房结综合征、房室传导阻滞、支气管哮喘或慢性肺部疾患者禁用
胺碘酮(amiodarone)	各种室上性及室性心律失常以及预激综合征	定期胸片检查,及时停药。对碘过敏者禁用
维拉帕米(verapamil)	室上性心动过速首选;减慢房颤患者的心室率	静注速度宜缓慢,给药期间应注意血压和心率变化,勿饮酒,避免驾驶、高空作业或机械操作,改变体位时动作应缓慢

2. 学生分组讨论

(1) 急性心肌梗死患者的室性心律失常选用哪种药物?

(2) 室上性心动过速选用哪种药物?

(3) 强心苷中毒所致的室性心律失常选用哪种药物?

3. 小组汇报和小结

(三) 用药后出现不良反应的应急处理

情景与思考

患者,男性,68岁,心悸、呼吸困难,急诊入院,诊断为:阵发性室性心动过速。给予普鲁卡因胺静脉注射,患者忽然出现意识丧失,脉搏、呼吸消失。对该情况进行什么初步判断。请制定紧急处理措施。

1. **支撑知识** 各种常用抗心律失常药的不良反应(表6-3-3)。

表6-3-3 抗心律失常药物的不良反应

药物	不良反应
奎尼丁(quinidine)	不良反应多、安全范围窄;金鸡纳反应;过敏;心血管系统反应等
普鲁卡因胺(procainamide)	心脏毒性。大剂量引起白细胞减少,久用产生系统性红斑狼疮症状,停药可恢复
利多卡因(lidocaine)	不良反应较轻。神经系统反应,大剂量时致惊厥;心血管反应,大剂量致心脏抑制、血压下降、心脏停搏
苯妥英钠(phenytoin sodium)	静脉注射速度太快可致心律失常,如窦性心动过缓、窦性停搏、心室颤动、低血压及呼吸抑制等
普罗帕酮(propafenone)	心血管反应严重。加重心力衰竭、引起房室传导阻滞
普萘洛尔(propranolol)	可致窦性心动过缓、房室传导阻滞、低血压、心力衰竭等
胺碘酮(amiodarone)	静脉注射致低血压和心动过缓;长期用可致角膜微粒沉淀,面部色素沉着;停药后可自行恢复;肺间质纤维化
维拉帕米(verapamil)	静注过快,引起心动过缓,传导阻滞,血压下降等

2. 学生分组讨论

(1) 初步判断:______________________________。

(2) 处理:______________________________。

(3) 注意事项:______________________________。

3. 小组汇报和小结

三、总结与提炼

常用抗心律失常药分为4类:钠通道阻滞药、β受体阻断药、延长动作电位时程药、钙通道阻滞药。用药期间应定时监测心电图。严密观察心率、心律和血压变化。严重心功能不全、房室传导阻滞、低血压等慎用抗心律失常药。

第四节 抗慢性心功能不全药

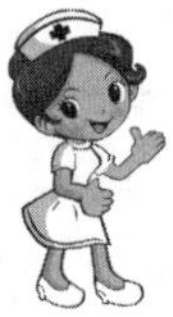

学习目标

- 正确辨认处方、选药、配药和给药。
- 正确评估和促进药物治疗效果。
- 交代用药注意事项。
- 及时发现抗慢性心功能不全药主要不良反应。
- 用药后出现不良反应的应急处理。

工作任务

患者，男性，65岁。风湿性心脏病史20年。近日感冒后出现胸闷、气促、夜间不能平卧，腹胀，双下肢水肿。查体：颈静脉怒张，肝颈静脉回流征阳性。双肺可闻及湿性罗音。心界向两侧扩大，心音低钝，心尖部可闻及Ⅲ级舒张期隆隆样杂音。肝肿大，肋下三指。诊断为：慢性心功能不全，用地高辛治疗，请遵医嘱执行处方。

Rp

地高辛片　0.25 mg×100片

用法：0.125 mg，口服，2次/日

慢性或充血性心力衰竭(congestive heart failure, CHF)是各种病因所引起的多种心脏疾病的终末阶段，是指在适当的静脉回流下，心排血量绝对或相对减少，不能满足机体组织所需的一种病理状态。又是一种超负荷心肌病，此时心肌储备力明显下降，收缩和舒张功能出现障碍，导致动脉系统供血不足，致体循环和肺循环淤血等症状。

一、分解工作任务

慢性心功能不全患者遵医嘱给予地高辛。首先正确辨认处方，并从药箱里选择正确的药物，认识药物的商品名、通用名和英文名。而后查看药品说明书，获取药品相关信息，如规格、药品生产厂家、药品批号、有效期或失效期等。依据处方进行给药，并评估药物效果，实施过程及时发现药物主要不良反应症状，采取初步解决措施，减轻不适与损害。

二、执行工作任务

(一) 选药、给药及用药注意事项

1. *展示*　地高辛(digoxin)的实物和图片。

2. *介绍地高辛的用药注意事项*　①给药期间，应注意监测患者血压和心率的变化，防止患者出现低血钾，定期进行体重、血钠、血钾、血钙和血镁检查，并注意观察患者的精神状况。②治疗期间应特别注意观察用药后的不良反应。患者如出现恶心、呕吐、食欲缺乏应考虑为中毒的可能，应及时报告医师并停药，给予心电监护和相应的对症支持治疗。

(二) 药物疗效的观察

1. 支撑知识

【药理作用】

(1) 增强心肌收缩力(正性肌力作用):强心苷对心脏具有高度的选择性,能明显加强心力衰竭患者的心肌收缩力。

(2) 减慢心率(负性频率作用):强心苷通过增强心肌收缩力,使心排血量增加,可解除窦-弓反射,使心率减慢。心率减慢使舒张期延长,心脏做功减少,冠状动脉供血和静脉回流增加,进一步缓解慢性心功能不全患者的症状。

(3) 减慢传导(负性传导作用):治疗量强心苷通过提高迷走神经的活性,减少房室结细胞(慢反应细胞)0 相 Ca^{2+} 内流而减慢冲动在房室结的传导速度,也可促进 K^+ 外流,使心房细胞的不应期缩短。

【临床应用】

(1) 慢性心功能不全:强心苷是治疗慢性心功能不全的常见药物。对伴有心房纤颤或心室率快的心力衰竭疗效最好;对风湿性或高血压性心脏病及慢性冠心病引起的心力衰竭疗效也好;对甲亢、严重贫血和维生素 B_1 缺乏症诱发的心力衰竭疗效较差;对伴有机械性阻塞性病变,如缩窄性心包炎,重度二尖瓣狭窄等疗效比较差,甚至无效。

(2) 某些快速型室上性心律失常:心房颤动、心房扑动、阵发性室上性心动过速等。

2. 学生分组讨论

(1) 慢性心功能不全给地高辛后如何判断疗效?

(2) 地高辛对哪些慢性心功能不全疗效佳?对哪些慢性心功能不全疗效差及无效?

3. 小组汇报和小结

(三) 药物不良反应的观察和应急处理

情景与思考

有一慢性心力衰竭患者长期应用地高辛治疗,效果尚可,但近两天患者主诉有头痛、眩晕、黄视、绿视,心率由原来的 90 次/分增加到 131 次/分,你认为该患者的症状是药物剂量不够未控制病情引起的还是其他原因引起的?该如何处理?

1. 支撑知识

【不良反应】

(1) 心脏反应:是强心苷最严重、最危险的不良反应。

1) 快速型心律失常:强心苷中毒最多见和最早见的是室性早搏。

2) 房室传导阻滞:引起的房室传导阻滞除与提高迷走神经兴奋性有关外,还与高度抑制 Na^+-K^+-ATP酶有关。

3) 窦性心动过缓:一般应作为停药的指征之一。

(2) 胃肠道反应:是最常见的早期中毒症状。主要表现为厌食、恶心、呕吐及腹泻。

(3) 中枢神经系统反应:主要表现有眩晕、头痛、失眠、疲倦和谵妄等症状及视觉障碍。视觉异常通常是强心苷中毒的先兆,可作为停药的指征。

2. 学生分组讨论

(1) 原因:____。

(2) 处理：____。

3. 小组汇报和小结

(四) 地高辛的用药护理

情景与思考

患者，女性，50岁，因与家人争吵而自服地高辛(25 mg)100片后3 h，呕吐6次，意识障碍1 h，于2001年12月11日7时入院。诊断：洋地黄中毒。请制定紧急处理措施。

1. 支撑知识

【用药护理】

(1) 预防强心苷中毒应注意诱发的因素，如低血 K^+、高血 Ca^{2+} 和低血 Mg^{2+}，均可诱发强心苷中毒。

(2) 观察中毒先兆的出现，如频发室性早搏、心率低于60次/分及视色障碍，是停药的指征，测定强心苷血药浓度有助于及早发现中毒。

(3) 处理措施：一旦出现强心苷中毒，首先应停用强心苷。①快速型心律失常者可用钾盐作静脉滴注或口服，细胞外 K^+ 可抑制强心苷与 Na^+-K^+-ATP 酶结合；对严重室性心律失常者还可用苯妥英钠，因它能与强心苷争夺 Na^+-K^+-ATP 酶，同时促进肝脏对强心苷的代谢。利多卡因也可用于解救强心苷中毒引起的室性心动过速及心室颤动。②对于心动过缓及房室传导阻滞可用阿托品治疗，不用钾盐。

2. 学生分组讨论

(1) 原因：____。

(2) 处理：____。

3. 小组汇报和小结

三、认识其他抗慢性心功能不全药物(表6-4-1)

表6-4-1 其他抗慢性心功能不全药物的临床特点

药物	药理作用	临床应用	不良反应
利尿药	• 通过增加水钠排泄，降低血容量，减轻心脏前负荷，改善心功能，缓解淤血症状 • 通过减少胞内 Ca^{2+} 浓度，降低外周阻力，降低心脏后负荷	• 轻度CHF：单用噻嗪类 • 中度CHF：襻利尿药或噻嗪类和留钾利尿药合用 • 重度CHF、慢性CHF的急性发作、急性肺水肿：呋塞米	水、电解质紊乱，血钾降低和脱水等
β受体阻断药	• 阻断β受体，阻断儿茶酚胺的心脏毒性 • 减慢心率，延长左室充盈时间，增加心肌血流灌注 • 抗心律失常作用，降低慢性心功能不全猝死的发生率	• 扩张型心肌病的慢性心功能不全患者 • 伴有高血压、心律失常、冠心病、心肌梗死等的心衰患者 • 常规治疗无效者慢性心功能不全患者	心动过缓、左室功能减退、房室传导阻滞、低血压

（续表）

药物	药理作用	临床应用	不良反应
血管扩张药	迅速扩张血管	重度及难治性 CHF 的一种辅助疗法	低血压
血管紧张素转换酶抑制药	除具有扩张血管外，缓解 CHF 症状，逆转心室重构	重度及难治性 CHF	刺激性干咳
血管紧张素Ⅱ受体阻断药	抗 CHF 作用与 ACEI 相似	重度及难治性 CHF	无刺激性干咳和血管神经性水肿等反应

四、总结与提炼

强心苷(cardiac glycosides)选择性地作用于心肌，具有正性肌力作用。临床上用于治疗 CHF 及某些心律失常。用量偏高容易引起急性中毒，先要明确中毒诊断，可根据心电图的变化与临床症状作出初步判断。测定强心苷的血药浓度有重要意义。

自测题

［A_1 型题］

1. 下列何种药物为中枢性降压药(　　)
   A. 利血平　B. 可乐定　C. 普萘洛尔　D. 地西泮
2. 最常用于降压的钙通道阻滞药是(　　)
   A. 硝苯地平　B. 尼莫地平　C. 卡托普利　D. 依那普利
3. 静脉滴注出现降压效果最快、最强的降压药是(　　)
   A. 可乐定　B. 硝苯地平　C. 卡托普利　D. 硝普钠
4. 具有显著的首剂效应的抗高血压药是(　　)
   A. 硝普钠　B. 地高辛　C. 哌唑嗪　D. 硝苯地平
5. 高血压合并支气管哮喘的患者不宜用(　　)
   A. 利尿药　B. 扩血管药
   C. 血管紧张素Ⅰ转化酶抑制药　D. β受体阻断药
6. 高血压伴有痛风的患者不宜用(　　)
   A. 扩血管药　B. 中效能利尿药
   C. β受体阻断药　D. 钙拮抗药
7. 高血压合并心动过速的患者，应选择下列哪种药物治疗(　　)
   A. 硝苯地平　B. 普萘洛尔　C. 哌唑嗪　D. 氯沙坦
8. 高血压伴有糖尿病的患者不宜用(　　)

A. 噻嗪类利尿药　B. 血管扩张药
C. 血管紧张素Ⅰ转换酶抑制药　D. 神经节阻断药

9. 有关硝普钠的描述,哪一点是错误的(　　)
A. 口服及静脉注射均可　B. 可治疗高血压危象
C. 松弛小动脉和小静脉　D. 起效快,但作用持续时间短暂

10. 肾性高血压最好选用(　　)
A. 硝酸甘油　B. 呋塞米　C. 卡托普利　D. 可乐定

11. 哪类药物常作为基础降压药(　　)
A. 利尿降压药　B. 肾上腺素受体阻断药
C. 血管扩张药　D. 血管紧张素Ⅰ转换酶抑制药

12. 下列哪种药物首次服用时可能引起较严重的直立性低血压(　　)
A. 哌唑嗪　B. 可乐定　C. 普萘洛尔　D. 硝苯地平

13. 可治疗高血压的 α 受体阻断药(　　)
A. 酚妥拉明　B. 哌唑嗪　C. 普萘洛尔　D. 可乐定

14. 主要通过减少血容量而降压的药物(　　)
A. 尼群地平　B. 氢氯噻嗪　C. 卡托普利　D. 硝苯地平

15. 强心苷治疗慢性心功能不全的原理主要是(　　)
A. 减慢传导　B. 减慢心率
C. 增强心肌收缩力　D. 降低心室壁张力

16. 强心苷正性肌力作用机制是(　　)
A. 促进收缩蛋白　B. 增加兴奋时心肌细胞内 Ca^{2+}
C. 促进物质代谢　D. 增加能量供应

17. 强心苷引起的传导阻滞可选用下列何药来阻断(　　)
A. 吗啡　B. 氯化钾　C. 肾上腺素　D. 阿托品

18. 关于强心苷适应证错误的是(　　)
A. 充血性心力衰竭　B. 房颤　C. 房扑　D. 室颤

19. 不属于地高辛不良反应的是(　　)
A. 各种心律失常　B. 中枢症状　C. 胃肠道症状　D. 肺纤维化

20. 强心苷中毒引起心律失常中最常见的是(　　)
A. 室性心动过速　B. 室性早搏
C. 心跳停止　D. 房室传导阻滞

21. 临床最常用的硝酸酯类药物是(　　)
A. 硝酸异山梨酯　B. 硝酸甘油
C. 单硝酸异山梨酯　D. 亚硝酸异戊酯

22. 下列哪项不属于硝酸甘油的不良反应(　　)
A. 心率加快　B. 眼压升高
C. 直立性低血压　D. 支气管哮喘

23. 硝酸甘油治疗心绞痛的缺点是(　　)
A. 心率加快　B. 室壁张力降低
C. 心室舒张末期压力降低　D. 外周阻力下降

24. 硝酸甘油用于防治心绞痛时，哪项给药途径不可取(　　)
A. 口服　B. 舌下含化
C. 雾化吸入　D. 软膏涂于前臂、胸及背部皮肤
25. 窦性心动过速最好选用(　　)
A. 苯妥英钠　B. 普萘洛尔　C. 氟卡尼　D. 利多卡因
26. 治疗阵发性室上性心动过速最好选用(　　)
A. 苯妥英钠　B. 利多卡因　C. 普罗帕酮　D. 维拉帕米
27. 强心苷药物中毒导致的心律失常最好选用(　　)
A. 苯妥英钠　B. 普萘洛尔　C. 维拉帕米　D. 氟卡尼
28. 具有抗癫痫作用的抗心律失常药是(　　)
A. 利多卡因　B. 维拉帕米　C. 苯妥英钠　D. 普鲁卡因胺
29. 下列属于广谱抗心律失常药(　　)
A. 普罗帕酮　B. 奎尼丁　C. 苯妥英钠　D. 维拉帕米
30. 治疗心房颤动选用(　　)
A. 利多卡因　B. 维拉帕米　C. 普萘洛尔　D. 奎尼丁

（董文哲　周　焱）

第七章

感染性疾病用药

第一节

β-内酰胺类抗生素

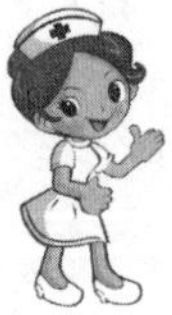

学习目标

- 正确辨认处方、选药、配药和给药。
- 正确评估和促进药物治疗效果。
- 交代用药注意事项。
- 及时发现β-内酰胺类抗生素主要不良反应。

工作任务

患者，李某，男性，7岁，发热，咳嗽、咳痰3天，诊断为支气管肺炎。如果你是当班护士，现在请你来执行如下医嘱。

Rp

0.9%生理盐水　　250 ml

青霉素G钾　　80万U

用法：静脉滴注，每日2次

青霉素　皮试(一)

细菌感染是引起炎症性疾病的重要原因。β-内酰胺类抗生素(β-lactam antibiotics)指化学结构中具有β-内酰胺环的一类抗生素，包括临床最常用的青霉素类与头孢菌素类，以及新发展的头霉素类、硫霉素类、单环β-内酰胺类等其他非典型β-内酰胺类抗生素。此类抗生素具有杀菌活性强、毒性低、适应证广及临床疗效好的优点。

一、分解工作任务

患儿李某支气管肺炎，医师嘱采取青霉素抗感染治疗。首先需正确辨认处方，并从药箱里选择正确的药物，认识药物的商品名、通用名和英文名。而后查看药品说明书，获取药品相关信息，如规格、药品生产厂家、药品批号、有效期或失效期等。依据处方进行配药、皮试，给药，并评估药物效果，实施过程及时发现青霉素主要不良反应症状，采取初步解决措施，减轻不适与损害。

二、执行工作任务

(一) 选药、配药及用药注意事项

1. 展示　青霉素(penicillins)的实物和图片。

2. 介绍使用青霉素的注意事项　①青霉素G易被破坏，吸收少，不应口服。②青霉素G可肌注和静脉给药，滴速宜慢；水溶液不稳定，需现配现用，24小时用完。③注意药物配伍禁忌：与重金属，特别是铜、锌、汞呈配伍禁忌。④注意药物相互作用：可与氨基糖苷类协同抗菌；与磺胺类药物、红霉素、四环素、氯霉素合用产生拮抗作用；与解热镇痛药合用，延长作用时间。

(二) 药物疗效的观察

情景与思考

患者，女性，28岁，近几天出现咽痛伴中等程度发热、食欲不振、乏力、全身不适等症状，咽部充血，扁桃体肿大，上有假膜，细菌学检查发现白喉杆菌，诊断为普通型咽白喉。用青霉素G治疗3天，疗效不好；改用头孢噻肟。一周后患者痊愈。

1. 支撑知识

【药理作用】　青霉素主要作用于革兰阳性菌、革兰阴性球菌、嗜血杆菌属以及各种致病螺旋体等。青霉素对溶血性链球菌、草绿色链球菌、肺炎球菌等作用强，肠球菌敏感性较差。不产生青霉素酶的金葡菌及多数表葡菌对青霉素敏感，但产生青霉素酶的金葡菌对之高度耐药。革兰阳性杆菌如白喉杆菌、炭疽杆菌及革兰阳性厌氧杆菌如产气荚膜杆菌、破伤风杆菌、难辨梭菌、丙酸杆菌、真杆菌、乳酸杆菌等皆对青霉素敏感。革兰阴性菌中脑膜炎球菌对青霉素高度敏感，耐药者罕见。对青霉素敏感的淋球菌日益少见。百日咳杆菌对青霉素敏感。致病螺旋体，如梅毒螺旋体、钩端螺旋体对之高度敏感。

【临床应用】　青霉素为治疗A组和B组溶血性链球菌感染、敏感葡萄球菌感染、气性坏疽、梅毒、鼠咬热等的首选药。肺炎球菌感染和脑膜炎球菌感染时也可采用，当病原菌比较耐药时，可改用万古霉素或利福平。青霉素也是治疗草绿色链球菌心内膜炎的首选药。还可作为放线菌病、钩端螺旋体病、梅毒、回归热等及预防感染性心内膜炎的首选药。破伤风、白喉患者采用青霉素时应与抗毒素合用。

2. 学生分组讨论

(1) 青霉素对哪些致病微生物有抗菌作用？可以用来治疗什么疾病？

(2) 青霉素应用的局限性在哪里？针对青霉素的缺陷，研发有哪些新型青霉素产品？

3. 小组汇报和小结

(三) 药物不良反应的观察和应急处理

情景与思考

患者，男性，28岁，静脉注射头孢他啶抗感染时，突然出现胸闷、气促、面色苍白或发绀、嗜睡、肢体湿冷、意识丧失、脉搏细速，此时你初步判断什么？怎样进行护理流程？

1. 支撑知识

【不良反应】 青霉素的毒性很低，除其钾盐大量静注易引起高血钾症、肌内注射引起疼痛外，最常见的为过敏反应，有过敏性休克、药疹、血清病型反应、溶血性贫血及粒细胞减少等。青霉素制剂中的青霉噻唑蛋白、青霉烯酸等降解物、青霉素或6-APA高分子聚合物均可成为致敏原。为防止各种过敏反应，应详细询问病史，包括用药史、药物过敏史和家属过敏史，并进行青霉素皮肤过敏试验。应用青霉素及皮试时应作好急救准备，如肾上腺素、氢化可的松等药物和注射器材，以便一旦发生过敏性休克，能及时治疗。

在青霉素治疗梅毒或钩端螺旋体病时可有症状加剧现象，称为赫氏反应或治疗矛盾，此反应一般发生于青霉素开始治疗后6～8小时，于12～24小时消失，表现为全身不适、寒战、发热、咽痛、心跳加快等；同时可有病变加重现象，甚至危及生命。此反应可能为螺旋体抗原与相应抗体形成免疫复合物的结果，或与螺旋体释放非内毒素致热原有关。

肌内注射局部可发生周围神经炎，鞘内注射和全身大剂量应用可引起青霉素脑痛。严重感染宜静脉滴注给药，大剂量静注应监测血清离子浓度，以防发生高血钠和高血钾症。

2. 学生分组讨论

(1) 初步判断：____。

(2) 护理流程：____。

3. 小组汇报和小结

(四) 青霉素的用药护理

1. 支撑知识

【青霉素皮试】 青霉素毒性虽低，但过敏现象多见。为了防止青霉素过敏应做好以下用药护理：

(1) 用药前应详细询问病史、用药过敏史及家族过敏史；有青霉素过敏史者禁止皮试。

(2) 以下情况必须进行青霉素皮肤过敏试验：①初次使用；②停用超过3天；③更换批号或厂家时。

(3) 避免患者饥饿时使用。

(4) 配制皮试液：①80万U青霉素G钠(钾)加4 ml生理盐水(20万U/ml)。②取上液0.1 ml加生理盐水稀释至1 ml(含青霉素2万U)。③弃去0.9 ml，余0.1 ml加生理盐水至1 ml(含青霉素2 000 U)。④弃去0.75 ml，余0.25 ml加生理盐水至1 ml(含青霉素500 U)。

(5) 皮试方法及结果观察：①用75%酒精消毒前臂屈侧关节上6.6 cm处皮肤。②抽取皮试液0.1 ml(合青霉素50 U)，作皮内注射成一皮丘(小儿注射0.02～0.03 ml)。③等20分钟后，如局部出现红肿，直径大于1 cm或局部红晕或伴有小水泡者为阳性。对可疑阳性者，应在另一前臂用生理盐水做对照试验。

(6) 做过敏试验时，准备肾上腺素、糖皮质激素和抗组胺药的急救药品，不在无抢救药品设施的场所注射青霉素。

三、认识其他β-内酰胺类抗生素(表7-1-1)

表7-1-1 β-内酰胺类抗生素的分类

β-内酰胺类抗生素分类				
青霉素类	窄谱青霉素类	青霉素G (penicillin G)	青霉素V (penicillin V)	
	耐酶青霉素类	甲氧西林 (methicillin)	氯唑西林 (cloxacillin)	氟氯西林 (flucloxacillin)
	广谱青霉素类	氨苄西林 (ampicillin)	阿莫西林 (amoxicillin)	
	抗铜绿假单胞菌广谱青霉素类		哌拉西林 (piperacillin)	羧苄西林 (carbenicillin)
	抗革兰阴性杆菌青霉素类		美西林 (mecillinam)	匹美西林 (pivmecillinam)
头孢菌素	第一代	头孢拉定 (cephradine)	头孢氨苄 (cephalexin)	
	第二代	头孢呋辛 (cefuroxime)	头孢克洛 (cefaclor)	
	第三代	头孢哌酮 (cefoperazone)	头孢噻肟 (cefotaxime)	头孢克肟 (cefixime)
	第四代	头孢匹罗 (cefpirome)		
其他β-内酰胺类	碳青霉烯类 (carbapenems)	头霉素类 (cephamycins)	氧头孢烯类 (oxacephems)	
β-内酰胺酶抑制剂	克拉维酸 (clavulanic acid)	舒巴坦类 (sulbactam)		
β-内酰胺类抗生素的复方制剂		优立新	泰能	新治菌

四、总结与提炼

青霉素G为治疗革兰阳性敏感菌感染的首选药。半合成青霉素弥补了天然青霉素不耐酸、不耐酶、抗菌谱窄等的特点。头孢菌素抗菌谱较广,对β-内酰胺酶更稳定、过敏反应少,临床应用广泛,但第一代、第二代药有一定的肾毒性。

第二节

大环内酯类抗生素

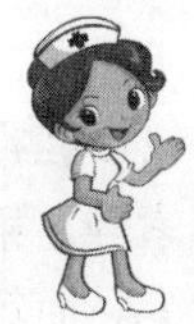

学习目标

- 正确辨认处方、选药、配药和给药。
- 交代用药注意事项。
- 正确评估和促进药物治疗效果。
- 及时发现大环内酯类药主要不良反应。
- 大环内酯类抗生素用药后出现不良反应的应急处理。

工作任务

患者，男性，21岁。因发热咳嗽入院。该患者自诉因受凉3小时后，自觉寒颤、乏力并咳嗽1小时，为刺激性干咳，无痰，自测体温38.6℃，遂入院。查体：肺部呼吸音稍低，上肺叶可闻及少许哮鸣音。诊断：支原体肺炎。

Rp

红霉素 150 mg×12片

用法：300 mg，饭后口服，2次/日

大环内酯类(macrolides)抗生素包括红霉素、乙酰螺旋霉素、麦迪霉素、吉他霉素、交沙霉素、罗红霉素、克拉霉素、阿奇霉素、罗他霉素等。通过与细菌核糖体的50S亚基结合，抑制转肽作用及信使核糖核酸移位，从而抑制蛋白质合成。通常表现为抑菌效应，在碱性环境中抗菌活性强。大环内酯类抗生素的用药护理是护理工作人员应该掌握的一项技能。

一、分解工作任务

支原体肺炎患者首选使用大环内酯类抗生素，作为护士要能够根据病情选药，辨认大环内酯类抗生素常用相应处方，进行用药后的护理。

二、执行工作任务

（一）选药、配药及用药注意事项

1. *展示* 红霉素(erythromycin)的实物和图片。

2. *介绍红霉素配药和给药的注意事项* ①乳糖酸红霉素应先以注射用水溶解，切不可用生理盐水或其他无机盐溶液溶解，因无机离子可引起沉淀。待溶解后则可用等渗葡萄糖注射液或生理盐水稀释供静滴，浓度不宜大于0.1%，以防血栓性静脉炎产生。②与碱化尿液药物碳酸氢钠同用时，本品在泌尿系统的抗菌活性随pH的升高而增强。③本品与林可霉素和β-内酰胺类药物之间有拮抗作用，应避免联用。④乳糖酸红霉素与氨茶碱、辅酶A、细胞色素C、万古霉素、磺胺嘧啶钠、青霉素、氨苄青霉素钠、头孢噻吩钠及碳酸氢钠等混用可产生浑浊、沉淀或降效，故不宜同时静滴。⑤红霉素可抑制华法林和卡马西平在肝内代谢，增强两药的作用或毒性。与这两种药物合用时应注意观察。⑥红霉素可抑制茶碱代谢清除，提高其血浓度，这常发生在合用若干天以后。应注意监测。⑦肌注局部刺激性大，可引起疼痛及硬结，因此不宜肌注。⑧胃肠道反应明显，不要空腹服用，若必须使用可在用药前半小时口服蒙脱石散(思密达)或用药时加用维生素B_6，以减轻症状而不影响疗效。

（二）药物疗效的观察

1. *支撑知识*

【药理作用】 所谓的第一代大环内酯类抗生素，是指红霉素及其酯类衍生物，产品包括红霉素、琥乙红霉素、硬脂酸红霉素、红霉素碳酸乙酯、醋硬脂红霉素、乳糖酸红霉素、依托红霉素等。第二代大环内酯类抗生素品种则包括阿奇霉素、罗红霉素、克拉霉素、地红霉素和氟红霉素等。而第三代大环内酯类抗生素上市品种目前仅有泰利霉素。

红霉素是由红霉素链霉菌(Streptomyces erythreus)产生的大环内酯类抗生素。对上呼吸道病原体如支原体、衣原体、嗜肺军团菌具有广谱抗菌活性,广泛用于治疗上呼吸道感染。红霉素在胃酸中不稳定,很快降解为无活性的副产物。这种酸不稳定性使红霉素失去了抗菌活性且生物利用度大为降低。由此第二代大环内酯类抗生素——克拉霉素、阿奇霉素、罗红霉素、地红霉素和氟红霉素应运而生,第二代大环内酯类抗生素具有以下特点:①对胃酸稳定,口服生物利用度高。②血浆药物浓度、组织液及细胞内药物浓度高且持久。③血浆半衰期延长,除罗他霉素、米欧卡霉素的半衰期与红霉素接近外,其余均较红霉素长,其中罗红霉素、阿奇霉素的血浆半衰期分别为 8.4~15.5 h 和 48~72 h,使患者的依从性增强。④所致的胃肠道不良反应也较轻。

【抗菌机制】 大环内酯类能不可逆的结合到细菌核糖体 50S 亚基上,通过阻断转肽作用及 mRNA 位移,选择性抑制蛋白质合成。由于大环内酯类在细菌核糖体 50S 亚基上的结合点与克林霉素和氯霉素相同,当与这些药物合用时,可发生相互拮抗作用。细菌对大环内酯类会产生耐药性,本类各药之间亦有不完全的交叉耐药。

【临床应用】

(1) 感染性疾病:大环内酯类抗生素除了对球菌、厌氧菌、军团菌以及支原体、衣原体有效外,还可以用于治疗分枝杆菌(包括结核分枝杆菌和非典型分枝杆菌)、铜绿假单胞菌感染。有防止铜绿假单胞菌生物被膜形成的作用,与喹诺酮类药物联用有协同杀菌作用。

(2) 呼吸系统疾病:大环内酯类抗生素具有良好的组织穿透力,在肺组织中的浓度可达血药浓度的数倍,而且组织半衰期也远远高于血清半衰期,因此在治疗 G^+、G^- 球菌及 G^+ 杆菌肺部感染时具有良好的临床效果,而且由于其较高的细胞内药物浓度,为治疗肺部支原体、衣原体、军团菌感染的首选药物。

(3) 心脑血管疾病:应用于心脑血管疾病二级预防。

(4) 消化系统疾病:这种治疗作用与该类药物对幽门螺旋杆菌的抗菌活性有关。大环内酯类抗生素还是一种胃蠕动素,能增加胃的排空,可用于非溃疡性消化不良的治疗。

2. 学生分组讨论

(1) 红霉素和罗红霉素属于哪一类抗菌药?该类药物还有哪些品种?

(2) 红霉素和罗红霉素能否用于治疗感冒?为什么?

3. 小组汇报和小结

(三) 药物不良反应的观察和应急处理

1. 支撑知识

【不良反应】

(1) 消化系统反应:红霉素及新一代大环内酯类抗生素主要表现为消化道症状和肝毒性。消化道症状的临床症状为腹痛、腹胀、恶心、呕吐及腹泻等。在日常剂量下,肝毒性较小,但酯化红霉素则有一定的肝毒性,故只宜短期少量应用。同类药物也有肝毒性反应,主要表现为胆汁淤积、肝功能异常等,一般停药后可恢复。如阿奇霉素可引起肝功能改变,使 ALT 和 AST 升高,罗红霉素在较短疗程中应用也可导致黄疸和肝功能异常。

(2) 变态反应:本品可引起药疹和药物热,偶可引起暂时性耳聋,以及皮炎、会阴糜烂等,甚至休克。

(3) 心脏毒性反应:大环内酯类抗生素如红霉素、螺旋霉素及克拉霉素的心脏毒性主要表现为 Q-T 间期延长和尖端扭转型室性心动过速,来势凶险,临床上患者可出现昏迷和猝死。

(4) 血液系统反应:近年有患者应用红霉素后血细胞迅速减少的报道。还有白细胞减少的报道。

2. **学生分组讨论**

下列患者的情况怎么处理?

A. 患者一,使用后出现胃痛现象。

B. 患者二,使用后出现黄疸,检查血清丙氨酸氨基转移酶升高。

C. 患者三,使用后沿静脉走向出现条索状红线,局部组织红、肿、灼热、疼痛。

D. 患者四,使用后出现腹痛、腹泻现象,肠镜检查示:肠壁炎症、坏死、覆有伪膜。

3. **小组汇报和小结**

三、总结与提炼

红霉素不耐酸,口服吸收差。第二代耐酸,可口服。对大多数革兰阳性菌作用强,对部分革兰阴性菌敏感,对军团菌、弯曲菌、支原体、衣原体等作用较强。

第三节

氨基糖苷类抗生素

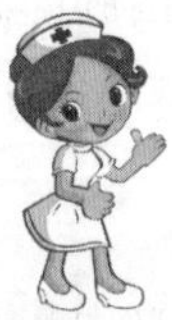

学习目标

- 正确辨认处方、选药、配药和给药。
- 正确评估和促进药物治疗效果。
- 交代用药注意事项。
- 及时发现氨基糖苷类抗生素主要不良反应。
- 用药后出现不良反应的应急处理。

工作任务

患者,男性,12岁。九年前,因注射链霉素8 g,听力逐渐下降。电测听检查:左耳骨气导消失,右耳气导语言频率平均在70 dB,高频平均在80 dB;骨导语言频率在60 dB,高频消失。

Rp

链霉素注射液 2 ml×4支

用法:0.75 g,肌内注射,1次/日

氨基糖苷类抗生素由氨基糖分子和非糖部分的苷元结合而成,包括链霉素、卡那霉素、妥布霉素、庆大霉素、小诺霉素、阿米卡星和奈替米星等。

一、分解工作任务

患者使用链霉素后出现不良反应,作为护士,为对患者负责,要掌握好链霉素的不良反应、使用禁忌证。

二、执行工作任务

(一) 选药、给药及用药注意事项

1. 展示 氨基糖苷类抗生素的各种药物。

2. 介绍氨基糖苷类抗生素的用药注意事项 ①避免同时使用有耳毒性的药物(呋塞米、依他尼酸、红霉素、甘露醇、镇吐药、顺铂等)。②避免与能掩盖其耳毒性的苯海拉明、美克洛嗪、布可立嗪等抗组胺药合用。③避免同时应用能增加肾毒性的药物如头孢菌素类、右旋糖酐、环丝氨酸、万古霉素、多黏菌素、杆菌肽、两性霉素 B 等。④避免同时使用肌松剂、全身麻醉药。⑤不主张静脉给药,以免因血药浓度骤然升高,引起呼吸骤停而死亡。

(二) 药物疗效的观察

1. 支撑知识 链霉素及其他常用氨基糖苷类抗生素的作用特点及临床应用(表 7-3-1)。

表 7-3-1 氨基糖苷类抗生素的临床应用

药物	抗菌谱	临床应用
链霉素(streptomycin)	对结核杆菌、革兰阴性杆菌作用强大,对铜绿假单胞菌无效	免热病与鼠疫治疗的首选药,后者常与四环素联合应用;抗结核治疗,应与其他抗结核药联合应用;亦可与青霉素合用治疗细菌性心内膜炎,但常被庆大霉素替代;与四环素合用治疗布鲁菌病
庆大霉素(gentamicin)	对革兰阴性杆菌包括铜绿假单胞菌作用强,对金葡菌有效,对结核杆菌无效	革兰阴性杆菌感染所致的肺炎、脑膜炎、骨髓炎、心内膜炎及败血症等;铜绿假单胞菌所致感染,与敏感的β-内酰胺类如羧苄青霉素合用;泌尿系手术前预防术后感染,口服用于肠道感染及术前肠道消毒;局部用于皮肤、黏膜及五官的感染等
卡那霉素(kanamycin)	抗菌谱与链霉素相似,对结核杆菌有效,对铜绿假单胞菌无效	临床少用,可作为二线抗结核药
阿米卡星(amikacin)	抗菌谱最广,对结核、铜绿假单胞菌均有效	首选用于耐庆大霉素、妥布霉素等所致的肠杆菌及铜绿假单胞菌所致的感染,亦可作为二线抗结核药与其他药物联合用于结核病的治疗
妥布霉素(tobramycin)	对铜绿假单胞菌的作用较庆大霉素强,且无交叉耐药	主要用于铜绿假单胞菌所致的严重感染及革兰阴性菌所致全身感染
奈替米星(netilmicin)	对革兰阴性菌包括肠杆菌及铜绿假单胞菌等均有良好抗菌作用。对革兰阳性球菌的作用强于其他氨基糖苷类	主要用于治疗各种敏感菌引起的尿路、肠道、呼吸道及创口等部位的严重感染或与β-内酰胺类联合用于儿童及成人粒细胞减少伴发热和病因未明发热患者的治疗
新霉素(neomycin)	对多数 G^+、G^- 菌以及结核杆菌都有较强的抗菌作用	仅口服用于肠道感染、肠道手术前消毒及肝昏迷患者
大观霉素(淋必治)(spectinomycin)	对淋球菌有高度抗菌活性,且对产青霉素酶的淋球菌亦敏感	主要用于无并发症的淋病,如耐青霉素菌株引起的淋病或对青霉素过敏的淋病患者

2. **学生练习** 给下列感染选用合适的氨基糖苷类药物

① 淋病：____________ ② 结核病：____________

③ 铜绿假单胞菌感染：____________ ④ 鼠疫：____________

（三）药物不良反应的观察和应急处理

1. **支撑知识**

【不良反应】 氨基糖苷类抗生素的不良反应及预防见表7-3-2。

表7-3-2 氨基糖苷类抗生素不良反应及预防

不良反应	主要表现	预防措施
耳毒性	• 前庭神经损害：眩晕、头昏、恶心、呕吐、眼球震颤和共济失调 • 耳蜗神经损害：耳鸣、听力下降、甚至永久性耳聋	• 询问早期症状(眩晕、耳鸣)，检查听力 • 避免与有耳毒性的药物合用 • H_1受体阻断剂可掩盖其耳毒性，避免合用
肾毒性	蛋白尿、管型尿、血尿等，严重者可产生氮质血症、肾功能减退甚至无尿	• 定期检查肾功能 • 肾功能减退患者慎用 • 避免与有肾毒性的药物合用
神经肌肉麻痹	大剂量用药或静脉滴注速度过快时表现为心肌抑制、血压下降、肢体瘫痪和呼吸衰竭	解救：新斯的明＋钙剂
过敏反应	常见症状有皮疹、发热、血管神经性水肿等	使用前应询问过敏史，也应作皮试，用药后注意观察，一旦发生应立即缓慢静脉注射10%葡萄糖酸钙20 ml，同时注射肾上腺素进行抢救

2. **学生分组讨论** 下列患者的情况怎么处理？

A. 患者一，使用后出现听力下降现象。

B. 患者二，使用后尿检尿蛋白呈阳性。

C. 患者三，使用后出现皮疹现象。

D. 患者四，使用后全身无力，呼吸困难。

3. **小组汇报和小结**

三、总结与提炼

氨基糖苷类抗生素抗菌机制是抑制细菌蛋白质的合成，主要不良反应是耳毒性。肌毒性的抢救措施是新斯的明＋钙剂。一般革兰阴性杆菌感染首选庆大霉素。抗菌谱最广的氨基糖苷类药物是阿米卡星。

第四节

人工合成抗菌药

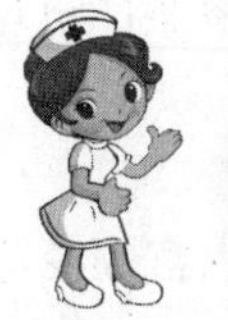

学习目标

- 正确辨认处方、选药、配药和给药。
- 正确评估和促进药物治疗效果。
- 交代用药注意事项。
- 及时发现人工合成抗菌药主要不良反应。
- 用药后出现不良反应的应急处理。

工作任务

患者，男性，27岁，发热、腹泻3天来就诊。3天前与朋友聚餐，食花蟹、河虾等食物，晚上即出现腹泻，稀便，未引起重视。这两天腹泻次数增多，水样便，伴发热。查体：眼窝稍下陷，皮肤干燥。余(一)。实验室检查确诊为霍乱弧菌阳性。纠正水电解质、诺氟沙星口服抗感染等处理，病情稳定。请遵医嘱执行处方。

Rp

诺氟沙星胶囊 0.1 g×12 粒

用法：0.1 g，3次/日，口服

磺胺类药(sulfonamides)是20世纪三十年代发现的能有效防治全身性细菌性感染的第一类化疗药物。在临床上现已大部分被喹诺酮类药取代。

一、分解工作任务

霍乱弧菌感染患者遵医嘱给予诺氟沙星。首先正确辨认处方，并从药箱里选择正确的药物，认识药物的商品名、通用名和英文名。而后查看药品说明书，获取药品相关信息，如规格、药品生产厂家、药品批号、有效期或失效期等。依据处方进行给药，并评估药物效果，实施过程及时发现药物主要不良反应症状，采取初步解决措施，减轻不适与损害。

二、执行工作任务

(一) 选药、给药及用药注意事项

1. *展示* 诺氟沙星胶囊的实物和图片。

2. *介绍诺氟沙星(norfloxacin，氟哌酸)的用药注意事项* ①对喹诺酮类药物过敏的患者禁用。②18岁以下未成年患者、妊娠期及哺乳期患者避免使用。③避免与制酸剂和含钙、铝、镁等金属离子的药物同用。④服药时宜多饮水。⑤精神病和癫痫患者慎用。⑥肾功能减退患者需根据肾功能酌情减量。⑦用药期间避免阳光和紫外线照射。⑧注意药物的相互作用：茶碱类、华法林和丙磺舒等。

（二）药物疗效的观察

1. 支撑知识

【药理作用】 喹诺酮类药物的抗菌机制为抑制敏感菌的 DNA 回旋酶结合，阻止细菌 DNA 复制，属广谱杀菌剂，对静止期和生长繁殖期细菌均有明显作用。第二代抗菌谱窄，仅对 G^- 菌有效。第三代除对 G^- 菌，如大肠埃希菌、变形杆菌、伤寒杆菌、沙门菌属、志贺菌属的部分菌株等作用进一步增强外，对铜绿假单胞菌也有效，且抗菌谱扩大到金黄色葡萄球菌、肺炎链球菌、溶血性链球菌、肠球菌等 G^+ 球菌、立克次体、衣原体、支原体、军团菌及结核杆菌。

【临床应用】

(1) 泌尿生殖道感染：对单纯性、复杂性尿路感染，细菌性前列腺炎，淋菌性尿道炎、宫颈炎等有显著效果。

(2) 肠道感染：细菌性肠炎、细菌性痢疾、伤寒、副伤寒。

(3) 呼吸道感染：肺炎球菌、支原体肺部及支气管感染。

(4) 结核杆菌感染：氧氟沙星、环丙沙星、左氧氟沙星，可作抗结核二线药。

(5) 铜绿假单胞菌感染：氧氟沙星、左氧氟沙星、环丙沙星有效。

(6) 其他：骨髓炎、关节感染、五官科感染、伤口感染、化脓性脑膜炎（氧氟沙星、环丙沙星、培氟沙星）。

2. 学生分组讨论

(1) 喹诺酮类药物的抗菌机制是什么？是杀菌剂还是抑菌剂？

(2) 喹诺酮类药物的临床应用有什么特点？

3. 小组汇报和小结

（三）药物不良反应的观察和应急处理

情景与思考

患者，女性，48 岁，尿频、尿急、尿痛半天就诊。既往无其他病史。查体无明显异常。实验室检查：尿常规：WBC +++，RBC 5 个/HP。诊断为尿路感染。给予加替沙星治疗，1 天后出现恶心、呕吐、腹痛等症状。如何处理？

1. 支撑知识

【不良反应】

(1) 胃肠道反应：最常见味觉异常、食欲缺乏、恶心、呕吐、腹痛、腹泻及便秘等。

(2) 神经系统反应：表现为头晕、头痛、失眠、眩晕及情绪不安等；以失眠最多见；严重时出现精神异常、抽搐、惊厥等。

(3) 光敏反应：表现为光照部位的皮肤出现瘙痒性红斑，严重者出现皮肤糜烂、脱落。

(4) 儿童用药后部分患者可出现关节疼痛和水肿。

(5) 其他：少数患者有肌无力、肌肉疼痛、肝损害等，停药后可恢复。药物可经乳汁分泌，用药期间应暂停哺乳。

2. 学生分组讨论

(1) 原因为____。

(2) 处理：____。

3. 小组汇报和小结

三、认识其他人工合成抗菌药(表 7-4-1)

表 7-4-1　人工合成抗菌药的临床特点

药物	特点
环丙沙星 (ciprofloxacin)	• 是第三代体外抗菌活性最强的药物，F 为 60%～80%，仅比诺氟沙星高，比其他喹诺酮低 • 抗菌作用：对革兰阴性杆菌最强：如大肠埃希菌、痢疾杆菌、流感杆菌等，对产酶淋球菌、耐药金葡菌有效，伤寒及结核杆菌有效 • 应用：胃肠道、泌尿道、呼吸道、骨关节及皮肤软组织感染，第二线治疗伤寒及抗结核药
氧氟沙星 (ofloxacin，氟嗪酸)	• 分布广：肺、痰液、骨、耳鼻喉、前列腺均可达有效浓度，尿液浓度高(与左氧氟沙星并列首位) • 抗菌作用：对一般菌比诺氟沙星强 • 应用：泌尿道、呼吸道、胆道、皮肤软组织、耳鼻喉、眼科感染等，可作为治疗伤寒及抗结核杆菌第二线药
左氧氟沙星 (levofloxacin)	• 为氧氟沙星的左旋异构体 • 抗菌谱同氧氟沙星，作用强，抗菌活性为氧氟沙星(消旋体)的 2 倍 • 不良反应较少
洛美沙星 (lomefloxacin)	• 生物利用度高(90%～100%) • 抗菌活性同氧氟沙星 • $t_{1/2}$长，存在抗生素后效应，1 次/天 • 光敏反应发生率较高
氟罗沙星 (fleroxacin，多氟沙星)	• 抗菌谱广：除一般敏感菌外，对厌氧菌，支原体、衣原体作用强 • 体内抗菌活性强，强于氧氟沙星、环丙沙星 • 生物利用度高(近 100%) • $t_{1/2}$长，1 次/天，临床应用与氧氟沙星相似，对厌氧菌，支原体、衣原体感染有效，但对结核杆菌无效

四、总结与提炼

氟喹诺酮类药物的主要用于泌尿道和呼吸道感染，副作用较多，使用应注意胃肠道反应、中枢神经系统反应、过敏反应等。常用的氟喹诺酮类药物有氧氟沙星(氟嗪酸)、左氧氟沙星、洛美沙星、氟罗沙星(多氟沙星)等。

第五节

抗结核药

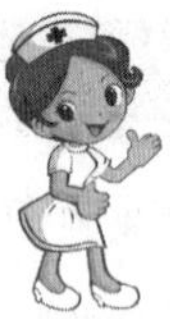

学习目标

> 正确辨认处方、选药、配药和给药。
> 正确评估和促进药物治疗效果。
> 交代用药注意事项。
> 及时发现抗结核药主要不良反应。
> 抗结核药用药后出现不良反应的应急处理。

工作任务

患者，女性，28 岁，咳嗽、咳痰 1 月，有盗汗，诊断为肺结核，治疗处方如下，请执行医嘱。

Rp
异烟肼片　0.4 g×100 片
用法：0.4 g，1 次/天，口服

结核病是由结核分枝杆菌引起的疾病，抗结核病药可分为两类："一线抗结核药"包括异烟肼、利福平、乙胺丁醇、吡嗪酰胺、链霉素等，其特点是疗效高、不良反应较易接受，绝大多数的结核患者用这些药物可以达到治愈的目的。当上述药物产生耐药，或伴有人类免疫缺陷病毒感染时，需要转用"二线抗结核药"，如对氨基水杨酸、卡那霉素、氧氟沙星、环丙沙星、阿米卡星等治疗。

一、分解工作任务

首先在给药前需正确辨认处方，并从药箱子里选择正确的药物，认识药物的商品名、通用名和英文名。而后查看药品说明书，获取药品相关信息，如规格、药品批号、有效期或失效期、药品生产厂家等。按照处方备药，并通过交谈对患者进行健康评估。接下来依据处方进行给药，并进行用药指导。给药后评估药物效果，在实施过程中及时发现药物主要不良反应症状，采取初步解决措施，减轻不适与损害。

二、执行工作任务

(一) 选药、给药及用药注意事项

1. *展示*　异烟肼(isoniazid, INH)的实物和图片。

2. *介绍抗结核药物的用药注意事项*　①成人一日 0.3～0.4 g 或 5～10 mg/kg；儿童每日按体重 10～15 mg/kg，一日不超过 0.3 g。②急性粟粒型肺结核或结核性脑膜炎患者，成人一日 10～15 mg/kg，每日不超过 0.9 g。③采用间歇疗法时，成人每次 0.6～0.8 g，每周 2～3 次。④雾化吸入：每次 0.1～0.2 g，每日 2 次。⑤局部注射(胸膜腔、腹腔或椎管内)，每次 50～200 mg。

（二）药物疗效的观察

1. 支撑知识

【药理作用】 异烟肼对结核分枝杆菌有高度的选择性。对生长旺盛的结核分枝杆菌有强大的杀菌作用，用药 48 h 内能迅速杀菌，使菌群数量明显减少，传染性减弱或消失，对防止细菌耐药性的产生具有重要意义；对静止期结核分枝杆菌有抑菌作用。本药对细胞内、外的结核分枝杆菌均有杀灭作用，被称为全效杀菌药。单用易产生耐药性，与其他抗结核药无交叉耐药现象，联合用药可增强疗效并延缓耐药性的产生。

【临床应用】 异烟肼是预防和治疗各种类型结核药的首选药。

(1) 预防结核病：预防结核病用药可单独使用。适用于以下人群：①有结核病史的人类免疫缺陷病毒感染者。②与新近诊断为传染性肺结核患者有密切接触的、结核菌素试验(PPD)阳性的幼儿或青少年。③未接种卡介苗的 5 岁以下 PPD 阳性的儿童。④PPD 阳性的下述人员：糖尿病、硅沉着病、长期使用肾上腺皮质激素或免疫抑制剂的患者。⑤PPD 阳性的可疑结核病患者。

(2) 治疗结核病：结核病患者规范化治疗时，必须联合使用其他抗结核药，以增强疗效、防止或延缓耐药性的产生。

2. 学生分组讨论

(1) 为什么异烟肼是预防和治疗各种类型结核药的首选药？

(2) 为什么异烟肼治疗结核病时要联合其他抗结核药？

3. 小组汇报和小结

（三）药物不良反应的观察及应急处理

情景与思考

患者，女性，21 岁，因肠结核于 2012 年 9 月 28 日入院。当天 10 点口服异烟肼片 0.3 g，12 点突发心悸、胸闷、气促、乏力伴四肢麻木，恶心、呕吐，随后出现情绪激动等。请分析什么原因？该如何处理？

1. 支撑知识

【不良反应】

(1) 神经系统反应：常见的是周围神经炎，表现为四肢乏力、麻木、手指、脚趾疼痛、步态不稳等。过量可引起中枢神经系统毒性，出现头痛、头晕、惊厥，偶尔可见中毒性脑病。

(2) 肝毒性：异烟肼可损伤肝细胞，引起转氨酶升高、食欲减退、腹胀及黄疸等，严重者可出现肝小叶坏死，故应定期检查肝功能。

(3) 其他：可致过敏反应，如药热、皮疹；偶尔可引起粒细胞缺乏、血小板减少。

2. 学生分组讨论

(1) 原因为____。

(2) 处理：____。

3. 小组汇报和小结

三、认识其他抗结核药(表 7-5-1)

表 7-5-1 其他抗结核药的临床特点

药物	药理作用	临床应用	不良反应
利福平(rifampicin, RFP)	抗菌谱广,对结核分枝杆菌、麻风杆菌、G^+ 菌尤其是耐药性金黄色葡萄球菌均有较强的抗菌作用。穿透力强,分布广。单用易产生耐药性,与异烟肼、乙胺丁醇等合用有协同作用,并能延缓耐药性的产生	临床上与其他抗结核药联用,治疗各种类型的结核病。对耐药性金黄色葡萄球菌及其他敏感菌引起的感染也有效,也用于沙眼等眼部感染	常见消化道反应,少数患者可出现转氨酶增高、肝肿大等肝毒性,严重时可致死。个别患者可出现皮疹、药热,偶可有嗜睡、头晕和运动失调等
乙胺丁醇(ethambutol)	对结核分枝杆菌有抑制作用,对耐链霉素、异烟肼的结核杆菌仍敏感,单用易产生耐药性	常与其他抗结核药联合使用,主要用于治疗各型结核病,特别是经链霉素和异烟肼治疗无效的患者	长期大剂量使用可致球后视神经炎,表现为视力下降、红绿色盲、视野缩小等,一旦出现应及时停药,用药期间定期检查视力。13 岁以下患者不主张使用。偶见消化道反应、过敏反应和高尿酸血症
吡嗪酰胺(pyrazinamide)	对结核分枝杆菌有抑制和杀灭作用,在酸性环境中抗菌作用增强。单用易产生耐药性,但与其他抗结核药之间无交叉耐药性	与利福平、异烟肼合用有协同作用,主要用于各型结核病的联合用药,以缩短疗程	长期大剂量使用可产生严重的肝损害,出现转氨酶升高、黄疸甚至肝坏死

四、总结与提炼

第一线药物:异烟肼、利福平、乙胺丁醇、链霉素、吡嗪酰胺,其抗结核作用强,疗效好,毒性小,作为首选。第二线药物:卡那霉素、阿米卡星、环丙沙星、氧氟沙星、氨硫脲、环丝氨酸、卷曲霉素、乙硫异烟胺。其抗结核作用弱,疗效差,不作为首选药。

自测题

[A_1型题]

1. 青霉素 G 适于治疗下列何种病原体感染(　　)
   A. 草绿色链球菌　　B. 铜绿假单胞菌
   C. 衣原体　　D. 大肠埃希菌
2. 更适合于治疗革兰阴性杆菌严重感染的头孢菌素是(　　)

A. 第一代
B. 第二代
C. 第一、二代
D. 第三、四代

3. 革兰阳性菌引起的上呼吸道感染宜选用( )
A. 头孢拉定
B. 头孢哌酮
C. 头孢曲松
D. 头孢噻肟

4. 以下药物中主要不良反应是肾毒性的是( )
A. 头孢氨苄
B. 红霉素
C. 苄星青霉素
D. 氨苄西林

5. 青霉素的主要不良反应是( )
A. 过敏反应
B. 二重感染
C. 肝肾损害
D. 听力损害

6. 对铜绿假单胞菌感染治疗有效的药物是( )
A. 青霉素 G
B. 头孢氨苄
C. 氨苄西林
D. 头孢他啶

7. 下列有关青霉素 G 的错误叙述项是( )
A. 毒性低
B. 钠盐易溶于水
C. 溶液性质稳定
D. 可引起过敏性休克

8. 下列头孢菌素的叙述错误项是( )
A. 抗菌机制与青霉素相似
B. 第三代头孢菌素对 β-内酰胺酶有较高稳定性
C. 与青霉素有部分交叉过敏反应
D. 第三代头孢菌素对肾脏有一定毒性

9. 下列为繁殖期杀菌药物的是( )
A. 头孢菌素类
B. 氨基糖苷类
C. 四环素类
D. 氯霉素类

10. 对青霉素过敏者,革兰阳性菌感染时应选用( )
A. 红霉素
B. 羧苄西林
C. 氨苄西林
D. 链霉素

11. 治疗支原体肺炎,下列药物中选用( )
A. 头孢拉定
B. 红霉素
C. 青霉素
D. 庆大霉素

12. 关于红霉素的叙述,错误的是( )
A. 胃肠反应明显
B. 对耐药葡萄球菌感染有效
C. 胆汁浓度高
D. 最好用盐水稀释

13. 下面不属于大环内酯类的药物为( )
A. 罗红霉素
B. 阿奇霉素
C. 卡那霉素
D. 麦迪霉素

14. 有关氨基糖苷类抗生素的错误叙述项是( )
A. 溶液性质稳定,胃肠道不易吸收
B. 易透过血脑屏障,但不易透过胎盘
C. 对革兰阴性菌作用强
D. 抗菌机制是阻碍细菌蛋白质的合成

15. 鼠疫首选药物是(　　)
A. 庆大霉素　　B. 林可霉素
C. 链霉素　　D. 红霉素
16. 庆大霉素与呋塞米合用会引起(　　)
A. 抗菌作用增强　　B. 耳毒性加重
C. 肾毒性加重　　D. 利尿作用加强
17. 对耳、肾均有毒性的抗生素为(　　)
A. 红霉素　　B. 链霉素
C. 四环素　　D. 青霉素
18. 口服四环素的最佳方案是(　　)
A. 饭后半小时服用　　B. 与牛奶同服
C. 与硫酸亚铁同服　　D. 饭前半小时空腹服药
19. 氯霉素抗菌谱广,但仅限于伤寒、立克次体病及敏感菌所致严重感染,是因为(　　)
A. 影响骨、牙生长　　B. 对肝脏产生严重损害
C. 二重感染　　D. 对造血系统产生严重不良反应
20. 四环素与氯霉素均会产生的不良反应为(　　)
A. 肝损害　　B. 影响骨、牙生长
C. 抑制骨髓造血功能　　D. 二重感染
21. 能引起灰婴综合征的药物是(　　)
A. 四环素　　B. 链霉素
C. 红霉素　　D. 氯霉素
22. 磺胺类药物的作用机制是(　　)
A. 抑制转肽酶　　B. 抑制二氢叶酸合成酶
C. 抑制二氢叶酸还原酶　　D. 抑制过氧化物酶
23. 流行性脑脊髓膜炎的首选药物是(　　)
A. 磺胺甲噁唑　　B. 磺胺嘧啶
C. 柳氮磺吡啶　　D. 磺胺异噁唑
24. 喹诺酮类药物抗菌机制是(　　)
A. 抑制敏感菌二氢叶酸合成酶　　B. 抑制敏感菌二氢叶酸还原酶
C. 抑制敏感菌 DNA 螺旋酶　　D. 破坏细菌细胞壁
25. 有抗结核作用的喹诺酮类药物是(　　)
A. 诺氟沙星　　B. 氧氟沙星
C. 培氟沙星　　D. 氟罗沙星
26. 一线抗结核药不包括(　　)
A. 利福平　　B. 乙胺丁醇
C. 链霉素　　D. 对氨基水杨酸
27. 异烟肼的作用特点是(　　)
A. 结核杆菌不易产生耐药性
B. 高度选择性地作用于结核杆菌
C. 对多数革兰阳性菌有效

D. 对细胞内结核杆菌有效,对细胞外的结核杆菌无效

28. 利福平的作用特点(　　)
  A. 对结核分支杆菌有高度选择性作用
  B. 单用于结核病,不产生耐药性
  C. 能杀灭结核杆菌、麻风杆菌、耐药金黄色葡萄球菌等多种病原微生物
  D. 口服无效

29. 既可治疗结核病又可治疗麻风病的药物是(　　)
  A. 苯丙砜　　B. 异烟肼
  C. 利福平　　D. 氨苯砜

30. 使用后排泄物呈橘红色的药物是(　　)
  A. 乙胺丁醇　　B. 链霉素
  C. 利福平　　D. 异烟肼

31. 应注意耳毒性不良反应的抗结核药是(　　)
  A. 异烟肼　　B. 利福平
  C. 吡嗪酰胺　　D. 链霉素

(徐丹萍)

第二部分

实训指导

实训一

外周神经系统疾病用药护理

[情景案例]

患者，女性，53 岁。2 月前右眼疼痛，视物模糊，偶伴有右侧头痛、眼眶痛。2 天前突感右眼球胀痛，头痛加剧，视力极度下降。眼球常规检查：眼内压增高，右眼视力 0.6，扩瞳检查未见视神经损伤。视野检查：双眼微弱旁中心暗点。双侧瞳孔 2 毫米，等大等圆，对光反应迟钝。诊断为青光眼，请遵医嘱执行处方。

Rp

2%毛果芸香碱滴眼液　1 支

用法：1 滴，4 次/日，滴眼

[选药]

药箱

[阅读药品使用说明书]

药品：2%毛果芸香碱滴眼液

[给药(护患对话)]

(一) 用药前

护士："您好，出现头痛、眼痛后使用过其他药物吗？"

患者："没有。"

护士："您会滴眼吗？"

患者："会。"

护士："滴眼药水前要先洗手。"

患者："知道了。"

(二) 用药中

护士："毛果芸香碱滴眼，一天 4～6 次，一次 2～3 滴。"

患者："好的，知道了。"

护士："怎么滴眼？"

患者："取坐位或仰卧位，头稍后仰，眼向上看，滴入眼内即可。"

护士："正确滴眼方法是将下眼睑拉成杯状，用示指压迫内眦(大眼角)，眼药水瓶距眼 1.2 cm，滴药时，药液不可直接滴在角膜(黑眼珠)上，并在滴药后勿用力闭眼，以防药液外溢。"

患者："谢谢!"

护士："用药之后，您注意多休息；另外，看远物体可能不太清楚，不要担心，停药之后就没事了。若有其他不适，请随时告知我们。"

患者："好的，多谢护士!"

(三) 用药后

患者："护士，我感觉用药后头痛和眼胀减轻了。"

护士："好的，以后有问题随时联系。"

[角色扮演]

根据护患对话角色扮演，一位学生扮演患者，一位学生扮演护士。

[小组讨论]

1. 正常的眼压是多少？青光眼分哪两种类型？毛果芸香碱对哪种类型的青光眼治疗效果好？
2. 毛果芸香碱属于哪类药物？如何降低眼压的？用药后为什么患者会出现视远物模糊？
3. 毛果芸香碱滴眼时应注意哪些事项？

实训二

中枢神经系统疾病用药护理

[情景案例]

患者，男性，11 岁，感冒发热后，扁桃体肿大、双侧膝关节疼痛。诊断为：急性风湿热。此时，你刚好当班，请执行医嘱。

Rp

肠溶阿司匹林胶囊　0.5 g×30 片

用法：1 g，一日 4 次，饭后服用

[选药]

药箱

[阅读药品使用说明书]

药品：肠溶阿司匹林胶囊

[给药(护患对话)]

(一) 用药前

护士："您好，孩子以前吃过药吗？对药物过敏吗？"

家属："吃过，经常吃感冒药。从来没有发生过过敏。"

护士："那就好。孩子经常有肚子痛的现象吗？有没有其他的病？"

家属："很少肚子痛，除了感冒，以前没有什么病。"

(二) 用药中

护士："这是阿司匹林，一次 2 片，一天 4 次，每 6 h 一次。用温开水吞服。记得最好是饭后半小时给孩子吃药。"

家属："好的，知道了。"

护士："用药之后，一般要 1～2 周关节痛的症状才消失，所以孩子要坚持吃药。注意服药期间不要饮酒，还可能会出现上腹不适。如有其他不舒服，请随时告知我们。"

家属："好的，多谢护士。"

(三)用药两周后

护士:“你好些了吗?”

患儿:“好些了,没有那么痛了。但我不想吃东西,肚子不舒服,有点想吐。”

护士:“看来药物已经起效了,但是发生了一些药物的不良反应。您不要担心,我马上告诉医生。如果能和抗酸药一起服用,可以减轻胃肠不适的症状。”

家属:“还可能出现哪些症状呢?”

护士:“注意药物不要多吃。经常观察身上有无瘀斑,有无耳鸣等症状,一旦发现,马上告诉我们。”

家属:“好的,谢谢护士。”

[角色扮演]

根据护患对话角色扮演,一位学生扮演患者,一位学生扮演护士。

[小组讨论]

1. 阿司匹林的药理作用有哪些?
2. 阿司匹林临床预防心绞痛发生剂量应如何控制?其机理是什么?
3. 阿司匹林对胃肠绞痛有效吗?并说明理由?为什么上述对话中护士叮嘱家属要观察患者用药后皮肤有无瘀斑?
4. 阿司匹林除了胃肠道反应外,还有什么其他不良反应?

实训三

心血管系统疾病用药护理(一)

[情景案例]

患者,男性,68岁,爬楼梯时突发胸闷心慌,患者以往有冠心病、高血压,不规则用药。此时,你刚好当班,请执行医嘱。

Rp

硝酸甘油片 0.5 mg×10片

用法:0.5 mg,舌下含服,必要时

琥珀酸美托洛尔缓释片 47.5 mg×7片

用法:1片,qd, po

[选药]

药箱

[阅读药品使用说明书]

药品:硝酸甘油片、琥珀酸美托洛尔缓释片

[给药(护患对话)]

(一) 用药前

患者:"护士,你好,其他病友说我这病一发作容易死亡,我该如何避免病情发作?"

护士:"您好,不要过于紧张。在医院配合医护人员治疗,按时用药,放松心情,才能促进疾病的恢复。"

患者:"那在生活中应注意哪些问题?"

护士:"首先,注意休息,平时劳逸结合,要保证良好睡眠;其次,调整心态,凡事不计较,切忌为一点小事而大动肝火,保持平静轻松的心情;最后,注意饮食均衡,少吃富含脂肪、胆固醇的食物,应尽量控制糖的摄入,多吃水果、蔬菜,多吃鱼,可喝牛奶。"

(二) 用药中

护士:"您好,您目前的情况医生给您开的琥珀酸美托洛尔缓释片和硝酸甘油均为一次1片,一天1次。琥珀酸美托洛尔缓释片可掰开口服，但不能或压碎，最好在清晨服用。硝酸甘油须舌下含服。请按医嘱。”

患者：“我知道了，谢谢护士！”

（三）用药后

护士：“您好，最近用药后可有哪里感觉不舒服？”

患者：“好多了！不再感觉胸闷、心慌了！”

［角色扮演］

根据护患对话角色扮演，一位学生扮演患者，一位学生扮演护士。

［小组讨论］

1. 心绞痛患者为什么硝酸甘油片和琥珀酸美托洛尔缓释片合用？
2. 硝酸甘油片为什么采用舌下给药？

实训四

心血管系统疾病用药护理(二)

[情景案例]

患者,男性,65岁。风湿性心脏病史20年。近日感冒后出现胸闷、气促、夜间不能平卧,腹胀,双下肢水肿。查体:颈静脉怒张,肝颈静脉回流征阳性。双肺可闻及湿性啰音。心界向两侧扩大,心音低钝,心尖部可闻及Ⅲ级舒张期隆隆样杂音。肝大,肋下三指。诊断为慢性心功能不全,用地高辛治疗,请遵医嘱执行处方。

Rp

地高辛片剂 0.25 mg×100片

用法:0.125 mg,口服,2次/日

[选药]

药箱

[阅读药品使用说明书]

药品:地高辛片

[给药(护患对话)]

(一) 用药前

患者:“护士,您好,一直卧床休息很难受,我能让家人扶着到医院院子里走走吗?”

护士:“您好,为保证治疗效果,您还需要卧床休息,可选择半卧位或在病床上请人家协助,缓慢翻身,对卧床受压部位进行轻缓按摩。”

患者:“好的! 以后在生活中应注意哪些问题?”

护士:“平时气候转冷时,要注意保暖防止着凉,预防呼吸道感染;不宜干重活,坚持每天清晨测量体重,若1~2天内体重增长快,要到医院检查是否有水肿;少食多餐,低盐饮食,生活中保持情绪的平稳,保证合理的休息和睡眠,避免劳累。”

(二) 用药中

护士:“您好,根据您目前的情况医生给您开了地高辛片,一次一片,一日两次,口服。用药期间,我会定时检查您的心率情况,若出现恶心、呕吐、视力模糊,视物总呈黄色或绿色,一定要马上通知值班医生和护士!”

患者:“我知道了,谢谢护士!”

(三) 用药后

护士:“您好,最近用药后有哪里感觉不舒服吗?”

患者:“好多了,没有不舒服!出院后还需注意什么?”

护士:“出院后应长期接受医院随访,一般1～2个月一次,以保证病情的长期稳定。如果在医嘱下用药,并且长期坚持用药,就能大大改善心脏功能,提高生活质量。”

[角色扮演]

根据护患对话角色扮演,一位学生扮演患者,一位学生扮演护士。

[小组讨论]

地高辛片有哪些不良反应?最严重的不良反应是什么?如何处理?

实训五

内脏系统疾病用药护理(一)

[情景案例]

患者,男性,46 岁,胃镜检查提示:胃溃疡病,医生处方如下,请执行医嘱。

Rp

奥美拉唑肠溶胶囊 20 mg×7 片

用法:20 mg/次,1 次/日

[选药]

药箱

[阅读药品使用说明书]

药品:奥美拉唑肠溶胶囊

[给药(护患对话)]

(一) 用药前

护士:“您好,这次发病用过其他药物吗?”

患者:“没有。”

护士:“以前出现上腹疼痛、反酸、嗳气时怎样处理的? 用过什么药物?”

患者:“开始出现这种情况时吃点苏打饼干就可以缓解,后来用过碳酸氢钠。这次为什么换用奥美拉唑了?”

护士:“苏打饼干中含有碳酸氢钠,该成分可以直接中和胃酸,减轻胃酸对胃黏膜的刺激作用,但大剂量应用可致胃穿孔等不良反应。奥美拉唑是质子泵抑制药,可抑制胃酸分泌,促进溃疡愈合,还有抗幽门螺杆菌的作用,治疗效果更好。”

(二) 用药中

护士:“奥美拉唑肠溶胶囊口服,不可咀嚼,一天 1 次,一次 1 粒(20 mg),早晨顿服。”

患者:“好的,我记住了。”

护士:“用药之后,要注意多休息,多喝水,不要吃生冷及刺激性食物。”

患者："好的，多谢护士！"

护士："如有其他不适，请随时告知我们。谢谢合作，希望您早日康复！"

（三）用药后

患者："我还是有点恶心，另外感觉腹胀、头晕，是不是这药没起作用啊？"

护士："反酸还明显吗？"

患者："不明显了。"

护士："说明奥美拉唑已经显效了，恶心、腹胀、头晕是这种药的不良反应，不要担心，停药后即可消失。"

［角色扮演］

根据护患对话角色扮演，一位学生扮演患者，一位学生扮演护士。

［小组讨论］

消化性溃疡药物治疗有哪几类？每类主要有哪些？有什么特点？

实训六

内脏系统疾病用药护理(二)

[情景案例]

患者,男性,52岁。因支气管哮喘发作到某医院急诊科就诊。医生处方如下,请执行医嘱。

Rp

生理盐水　100 ml×1瓶

氨茶碱静脉注射液　0.25 g×2支

用法:生理盐水100 ml+氨茶碱静脉注射液0.5 g,静脉滴注,即刻

[选药]

药箱

[阅读药品使用说明书]

药品:氨茶碱注射液

[给药(护患对话)]

(一)用药前

护士:"您好,支气管哮喘发作后,使用过其他药物吗?"

患者:"没有。"

护士:"过去对什么药物过敏吗?"

患者:"没有。"

护士:"过去哮喘过吗?使用过什么药物治疗哮喘?"

患者:"以前哮喘曾口服过氨茶碱片,这次为什么改用注射了?"

护士:"口服给药可用于慢性支气管哮喘的维持治疗和预防急性发作,静脉注射给药可用于严重哮喘发作,您属于哮喘急性发作,需要静脉给药。"

(二)用药中

护士:"治疗量的氨茶碱就可出现心率加快、血压下降,用药速度过快,可引起头晕、心悸、心律失常、血压骤降等。应注意给药速度不能过快。注射时间应在10 min以上,请您不要随意调节滴

速,以免引起不良反应。”

患者:“好的,我知道了,谢谢护士!”

护士:“用药之后,可出现心率加快、血压下降,不要担心,停药之后就没事了。但有其他不适,请随时告知我们。”

患者:“好的,多谢护士!”

(三)用药后

患者:“护士,用药后出现了失眠、烦躁不安。”

护士:“下次服药时,可在睡前服用镇静催眠药,就不会出现这种症状。”

[角色扮演]

根据护患对话角色扮演,一位学生扮演患者,一位学生扮演护士。

[小组讨论]

1. 上述案例中如果护士快速静脉注射氨茶碱患者可能出现什么症状?为什么?

2. 护士在执行医嘱的过程中下列哪些护理不正确,为什么?

(1) 为促进吸收,嘱患者空腹服用。

(2) 睡前可使用镇静催眠药,以对抗其中枢兴奋作用。

(3) 静脉注射时应稀释后缓慢注射,不得少于 10 min。

(4) 应该使用单独的静脉通道。

(5) 不要与酸性药物混合注射。

实训七

内分泌系统疾病用药护理

[情景案例]

患者，男性，32 岁，因多饮多食消瘦入院。辅助检查示：空腹血糖 13 mmol/l，诊断：Ⅰ型糖尿病。

Rp

胰岛素注射剂

用法：1 U，饭前半小时皮下注射，3 次/日

[选药]

药箱

[阅读药品使用说明书]

药品：胰岛素注射剂

[给药(护患对话)]

(一) 用药前

护士："您以后吃饭要按时、定量，注意营养搭配，适当运动，这里有糖尿病患者饮食和健康教育手册，您可以学习一下。"

患者："那以后要一直使用胰岛素吗？有什么不良反应吗？"

护士："目前诊断结果是Ⅰ型糖尿病，需要长期使用胰岛素治疗，使用胰岛素常见不良反应是低血糖，当注射剂量大，没有按时进食或进食少的时候会出现，一般会有饥饿感、头晕、出汗、心悸、浑身无力等现象，要注意防范，如果出现低血糖，吃个糖果或喝一些含糖饮料就会缓解，平时可以备一些水果糖带在身上。"

(二) 用药中

护士："您好，您要准备吃饭了吗？我现在按医嘱给您注射胰岛素了，打完针后 15～30 分钟内一定要吃饭，以免发生低血糖。"

患者："好的，饭已经准备好了，打完就可以按时间吃饭。"

（三）用药后

护士："您好，有没有感觉不舒服？现在是餐后 2 h，我来给您测个血糖。"

患者："没有不舒服，血糖每天要测几次啊？"

护士："现在是给您摸索剂量，每天要测空腹、餐前、餐后血糖，等血糖稳定出院后，可以适当减少次数了。"

[角色扮演]

根据护患对话角色扮演，一位学生扮演患者，一位学生扮演护士。

[小组讨论]

正常血糖是多少？糖尿病分哪两种类型？胰岛素主要治疗哪种类型的糖尿病？胰岛素主要的不良反应是什么？如何防治？